Tagesplaner 2020

Dieses Buch gehört:

____

____

____

MITTWOCH
1. JANUAR

Neujahrstag

06:00

07:00

08:00

09:00

10:00

11:00

12:00

13:00

14:00

15:00

16:00

17:00

18:00

19:00

20:00

21:00

22:00

23:00

Januar 2020						
	M	D	M	D	F	S	S
1			1	2	3	4	5
2	6	7	8	9	10	11	12
3	13	14	15	16	17	18	19
4	20	21	22	23	24	25	26
5	27	28	29	30	31		

DONNERSTAG
2. JANUAR

06:00

07:00

08:00

09:00

10:00

11:00

12:00

13:00

14:00

15:00

16:00

17:00

18:00

19:00

20:00

21:00

22:00

23:00

Januar 2020

	M	D	M	D	F	S	S
1			1	2	3	4	5
2	6	7	8	9	10	11	12
3	13	14	15	16	17	18	19
4	20	21	22	23	24	25	26
5	27	28	29	30	31		

FREITAG

3. JANUAR

06:00

07:00

08:00

09:00

10:00

11:00

12:00

13:00

14:00

15:00

16:00

17:00

18:00

19:00

20:00

21:00

22:00

23:00

Januar 2020

	M	D	M	D	F	S	S
1		1	2	3	4	5	
2	6	7	8	9	10	11	12
3	13	14	15	16	17	18	19
4	20	21	22	23	24	25	26
5	27	28	29	30	31		

SAMSTAG
4. JANUAR

06:00

07:00

08:00

09:00

10:00

11:00

12:00

13:00

14:00

15:00

16:00

17:00

18:00

19:00

20:00

21:00

22:00

23:00

Januar 2020

	M	D	M	D	F	S	S
1			1	2	3	4	5
2	6	7	8	9	10	11	12
3	13	14	15	16	17	18	19
4	20	21	22	23	24	25	26
5	27	28	29	30	31		

SONNTAG
5. JANUAR

06:00

07:00

08:00

09:00

10:00

11:00

12:00

13:00

14:00

15:00

16:00

17:00

18:00

19:00

20:00

21:00

22:00

23:00

Januar 2020

	M	D	M	D	F	S	S
1		1	2	3	4	5
2	6	7	8	9	10	11	12
3	13	14	15	16	17	18	19
4	20	21	22	23	24	25	26
5	27	28	29	30	31		

MONTAG
6. JANUAR

Heilige Drei Könige (BW, BY, ST)

06:00

07:00

08:00

09:00

10:00

11:00

12:00

13:00

14:00

15:00

16:00

17:00

18:00

19:00

20:00

21:00

22:00

23:00

Januar 2020

	M	D	M	D	F	S	S
1		1	2	3	4	5	
2	6	7	8	9	10	11	12
3	13	14	15	16	17	18	19
4	20	21	22	23	24	25	26
5	27	28	29	30	31		

DIENSTAG
7. JANUAR

06:00

07:00

08:00

09:00

10:00

11:00

12:00

13:00

14:00

15:00

16:00

17:00

18:00

19:00

20:00

21:00

22:00

23:00

Januar 2020

	M	D	M	D	F	S	S
1			1	2	3	4	5
2	6	7	8	9	10	11	12
3	13	14	15	16	17	18	19
4	20	21	22	23	24	25	26
5	27	28	29	30	31		

MITTWOCH
8. JANUAR

06:00

07:00

08:00

09:00

10:00

11:00

12:00

13:00

14:00

15:00

16:00

17:00

18:00

19:00

20:00

21:00

22:00

23:00

Januar 2020

	M	D	M	D	F	S	S
1			1	2	3	4	5
2	6	7	8	9	10	11	12
3	13	14	15	16	17	18	19
4	20	21	22	23	24	25	26
5	27	28	29	30	31		

DONNERSTAG
9. JANUAR

06:00

07:00

08:00

09:00

10:00

11:00

12:00

13:00

14:00

15:00

16:00

17:00

18:00

19:00

20:00

21:00

22:00

23:00

Januar 2020

	M	D	M	D	F	S	S
1			1	2	3	4	5
2	6	7	8	9	10	11	12
3	13	14	15	16	17	18	19
4	20	21	22	23	24	25	26
5	27	28	29	30	31		

FREITAG
10. JANUAR

06:00

07:00

08:00

09:00

10:00

11:00

12:00

13:00

14:00

15:00

16:00

17:00

18:00

19:00

20:00

21:00

22:00

23:00

Januar 2020

	M	D	M	D	F	S	S
1			1	2	3	4	5
2	6	7	8	9	10	11	12
3	13	14	15	16	17	18	19
4	20	21	22	23	24	25	26
5	27	28	29	30	31		

SAMSTAG
11. JANUAR

06:00

07:00

08:00

09:00

10:00

11:00

12:00

13:00

14:00

15:00

16:00

17:00

18:00

19:00

20:00

21:00

22:00

23:00

Januar 2020

	M	D	M	D	F	S	S
1			1	2	3	4	5
2	6	7	8	9	10	11	12
3	13	14	15	16	17	18	19
4	20	21	22	23	24	25	26
5	27	28	29	30	31		

SONNTAG
12. JANUAR

06:00

07:00

08:00

09:00

10:00

11:00

12:00

13:00

14:00

15:00

16:00

17:00

18:00

19:00

20:00

21:00

22:00

23:00

Januar 2020

	M	D	M	D	F	S	S
1			1	2	3	4	5
2	6	7	8	9	10	11	12
3	13	14	15	16	17	18	19
4	20	21	22	23	24	25	26
5	27	28	29	30	31		

MONTAG
13. JANUAR

06:00

07:00

08:00

09:00

10:00

11:00

12:00

13:00

14:00

15:00

16:00

17:00

18:00

19:00

20:00

21:00

22:00

23:00

Januar 2020

	M	D	M	D	F	S	S
1			1	2	3	4	5
2	6	7	8	9	10	11	12
3	13	14	15	16	17	18	19
4	20	21	22	23	24	25	26
5	27	28	29	30	31		

DIENSTAG
14. JANUAR

06:00

07:00

08:00

09:00

10:00

11:00

12:00

13:00

14:00

15:00

16:00

17:00

18:00

19:00

20:00

21:00

22:00

23:00

Januar 2020

	M	D	M	D	F	S	S
1			1	2	3	4	5
2	6	7	8	9	10	11	12
3	13	14	15	16	17	18	19
4	20	21	22	23	24	25	26
5	27	28	29	30	31		

MITTWOCH
15. JANUAR

06:00

07:00

08:00

09:00

10:00

11:00

12:00

13:00

14:00

15:00

16:00

17:00

18:00

19:00

20:00

21:00

22:00

23:00

Januar 2020

	M	D	M	D	F	S	S
1			1	2	3	4	5
2	6	7	8	9	10	11	12
3	13	14	15	16	17	18	19
4	20	21	22	23	24	25	26
5	27	28	29	30	31		

DONNERSTAG
16. JANUAR

06:00

07:00

08:00

09:00

10:00

11:00

12:00

13:00

14:00

15:00

16:00

17:00

18:00

19:00

20:00

21:00

22:00

23:00

Januar 2020	M	D	M	D	F	S	S
1			1	2	3	4	5
2	6	7	8	9	10	11	12
3	13	14	15	16	17	18	19
4	20	21	22	23	24	25	26
5	27	28	29	30	31		

FREITAG
17. JANUAR

06:00

07:00

08:00

09:00

10:00

11:00

12:00

13:00

14:00

15:00

16:00

17:00

18:00

19:00

20:00

21:00

22:00

23:00

Januar 2020

	M	D	M	D	F	S	S
1			1	2	3	4	5
2	6	7	8	9	10	11	12
3	13	14	15	16	17	18	19
4	20	21	22	23	24	25	26
5	27	28	29	30	31		

SAMSTAG
18. JANUAR

06:00

07:00

08:00

09:00

10:00

11:00

12:00

13:00

14:00

15:00

16:00

17:00

18:00

19:00

20:00

21:00

22:00

23:00

Januar 2020

	M	D	M	D	F	S	S
1			1	2	3	4	5
2	6	7	8	9	10	11	12
3	13	14	15	16	17	18	19
4	20	21	22	23	24	25	26
5	27	28	29	30	31		

SONNTAG
19. JANUAR

06:00

07:00

08:00

09:00

10:00

11:00

12:00

13:00

14:00

15:00

16:00

17:00

18:00

19:00

20:00

21:00

22:00

23:00

Januar 2020

	M	D	M	D	F	S	S
1			1	2	3	4	5
2	6	7	8	9	10	11	12
3	13	14	15	16	17	18	19
4	20	21	22	23	24	25	26
5	27	28	29	30	31		

MONTAG
20. JANUAR

06:00

07:00

08:00

09:00

10:00

11:00

12:00

13:00

14:00

15:00

16:00

17:00

18:00

19:00

20:00

21:00

22:00

23:00

Januar 2020

	M	D	M	D	F	S	S
1			1	2	3	4	5
2	6	7	8	9	10	11	12
3	13	14	15	16	17	18	19
4	20	21	22	23	24	25	26
5	27	28	29	30	31		

DIENSTAG
21. JANUAR

06:00

07:00

08:00

09:00

10:00

11:00

12:00

13:00

14:00

15:00

16:00

17:00

18:00

19:00

20:00

21:00

22:00

23:00

Januar 2020

	M	D	M	D	F	S	S
1			1	2	3	4	5
2	6	7	8	9	10	11	12
3	13	14	15	16	17	18	19
4	20	21	22	23	24	25	26
5	27	28	29	30	31		

MITTWOCH
22. JANUAR

06:00

07:00

08:00

09:00

10:00

11:00

12:00

13:00

14:00

15:00

16:00

17:00

18:00

19:00

20:00

21:00

22:00

23:00

Deutsch-Französischer
Tag

Januar 2020

	M	D	M	D	F	S	S
1			1	2	3	4	5
2	6	7	8	9	10	11	12
3	13	14	15	16	17	18	19
4	20	21	22	23	24	25	26
5	27	28	29	30	31		

DONNERSTAG
23. JANUAR

06:00

07:00

08:00

09:00

10:00

11:00

12:00

13:00

14:00

15:00

16:00

17:00

18:00

19:00

20:00

21:00

22:00

23:00

Januar 2020

	M	D	M	D	F	S	S
1			1	2	3	4	5
2	6	7	8	9	10	11	12
3	13	14	15	16	17	18	19
4	20	21	22	23	24	25	26
5	27	28	29	30	31		

FREITAG
24. JANUAR

06:00

07:00

08:00

09:00

10:00

11:00

12:00

13:00

14:00

15:00

16:00

17:00

18:00

19:00

20:00

21:00

22:00

23:00

Januar 2020

	M	D	M	D	F	S	S
1			1	2	3	4	5
2	6	7	8	9	10	11	12
3	13	14	15	16	17	18	19
4	20	21	22	23	24	25	26
5	27	28	29	30	31		

SAMSTAG
25. JANUAR

06:00

07:00

08:00

09:00

10:00

11:00

12:00

13:00

14:00

15:00

16:00

17:00

18:00

19:00

20:00

21:00

22:00

23:00

Januar 2020

	M	D	M	D	F	S	S
1		1	2	3	4	5	
2	6	7	8	9	10	11	12
3	13	14	15	16	17	18	19
4	20	21	22	23	24	25	26
5	27	28	29	30	31		

SONNTAG
26. JANUAR

06:00

07:00

08:00

09:00

10:00

11:00

12:00

13:00

14:00

15:00

16:00

17:00

18:00

19:00

20:00

21:00

22:00

23:00

Januar 2020

	M	D	M	D	F	S	S
1			1	2	3	4	5
2	6	7	8	9	10	11	12
3	13	14	15	16	17	18	19
4	20	21	22	23	24	25	26
5	27	28	29	30	31		

MONTAG
27. JANUAR

06:00

07:00

08:00

09:00

10:00

11:00

12:00

13:00

14:00

15:00

16:00

17:00

18:00

19:00

20:00

21:00

22:00

23:00

Tag des Gedenkens an die Opfer des Nationalsozialismus

Januar 2020

	M	D	M	D	F	S	S
1		1	2	3	4	5	
2	6	7	8	9	10	11	12
3	13	14	15	16	17	18	19
4	20	21	22	23	24	25	26
5	27	28	29	30	31		

DIENSTAG
28. JANUAR

06:00

07:00

08:00

09:00

10:00

11:00

12:00

13:00

14:00

15:00

16:00

17:00

18:00

19:00

20:00

21:00

22:00

23:00

Europäischer
Datenschutztag

Januar 2020

	M	D	M	D	F	S	S
1			1	2	3	4	5
2	6	7	8	9	10	11	12
3	13	14	15	16	17	18	19
4	20	21	22	23	24	25	26
5	27	28	29	30	31		

MITTWOCH
29. JANUAR

06:00

07:00

08:00

09:00

10:00

11:00

12:00

13:00

14:00

15:00

16:00

17:00

18:00

19:00

20:00

21:00

22:00

23:00

Januar 2020

	M	D	M	D	F	S	S
1			1	2	3	4	5
2	6	7	8	9	10	11	12
3	13	14	15	16	17	18	19
4	20	21	22	23	24	25	26
5	27	28	29	30	31		

DONNERSTAG
30. JANUAR

06:00

07:00

08:00

09:00

10:00

11:00

12:00

13:00

14:00

15:00

16:00

17:00

18:00

19:00

20:00

21:00

22:00

23:00

Januar 2020

	M	D	M	D	F	S	S
1			1	2	3	4	5
2	6	7	8	9	10	11	12
3	13	14	15	16	17	18	19
4	20	21	22	23	24	25	26
5	27	28	29	30	31		

FREITAG
31. JANUAR

06:00

07:00

08:00

09:00

10:00

11:00

12:00

13:00

14:00

15:00

16:00

17:00

18:00

19:00

20:00

21:00

22:00

23:00

Januar 2020

	M	D	M	D	F	S	S
1		1	2	3	4	5
2	6	7	8	9	10	11	12
3	13	14	15	16	17	18	19
4	20	21	22	23	24	25	26
5	27	28	29	30	31		

SAMSTAG
1. FEBRUAR

06:00

07:00

08:00

09:00

10:00

11:00

12:00

13:00

14:00

15:00

16:00

17:00

18:00

19:00

20:00

21:00

22:00

23:00

Februar 2020

	M	D	M	D	F	S	S
5						1	2
6	3	4	5	6	7	8	9
7	10	11	12	13	14	15	16
8	17	18	19	20	21	22	23
9	24	25	26	27	28	29	

SONNTAG
2. FEBRUAR

06:00

07:00

08:00

09:00

10:00

11:00

12:00

13:00

14:00

15:00

16:00

17:00

18:00

19:00

20:00

21:00

22:00

23:00

Februar 2020

	M	D	M	D	F	S	S
5						1	2
6	3	4	5	6	7	8	9
7	10	11	12	13	14	15	16
8	17	18	19	20	21	22	23
9	24	25	26	27	28	29	

MONTAG
3. FEBRUAR

06:00

07:00

08:00

09:00

10:00

11:00

12:00

13:00

14:00

15:00

16:00

17:00

18:00

19:00

20:00

21:00

22:00

23:00

Februar 2020

	M	D	M	D	F	S	S
5						1	2
6	3	4	5	6	7	8	9
7	10	11	12	13	14	15	16
8	17	18	19	20	21	22	23
9	24	25	26	27	28	29	

DIENSTAG
4. FEBRUAR

06:00

07:00

08:00

09:00

10:00

11:00

12:00

13:00

14:00

15:00

16:00

17:00

18:00

19:00

20:00

21:00

22:00

23:00

Februar 2020

	M	D	M	D	F	S	S
5						1	2
6	3	4	5	6	7	8	9
7	10	11	12	13	14	15	16
8	17	18	19	20	21	22	23
9	24	25	26	27	28	29	

MITTWOCH
5. FEBRUAR

06:00

07:00

08:00

09:00

10:00

11:00

12:00

13:00

14:00

15:00

16:00

17:00

18:00

19:00

20:00

21:00

22:00

23:00

Februar 2020

	M	D	M	D	F	S	S
5						1	2
6	3	4	5	6	7	8	9
7	10	11	12	13	14	15	16
8	17	18	19	20	21	22	23
9	24	25	26	27	28	29	

DONNERSTAG
6. FEBRUAR

06:00

07:00

08:00

09:00

10:00

11:00

12:00

13:00

14:00

15:00

16:00

17:00

18:00

19:00

20:00

21:00

22:00

23:00

Februar 2020

	M	D	M	D	F	S	S
5						1	2
6	3	4	5	6	7	8	9
7	10	11	12	13	14	15	16
8	17	18	19	20	21	22	23
9	24	25	26	27	28	29	

FREITAG
7. FEBRUAR

06:00

07:00

08:00

09:00

10:00

11:00

12:00

13:00

14:00

15:00

16:00

17:00

18:00

19:00

20:00

21:00

22:00

23:00

Februar 2020

	M	D	M	D	F	S	S
5						1	2
6	3	4	5	6	7	8	9
7	10	11	12	13	14	15	16
8	17	18	19	20	21	22	23
9	24	25	26	27	28	29	

SAMSTAG
8. FEBRUAR

06:00

07:00

08:00

09:00

10:00

11:00

12:00

13:00

14:00

15:00

16:00

17:00

18:00

19:00

20:00

21:00

22:00

23:00

Februar 2020						
	M	D	M	D	F	S	S
5						1	2
6	3	4	5	6	7	8	9
7	10	11	12	13	14	15	16
8	17	18	19	20	21	22	23
9	24	25	26	27	28	29	

SONNTAG
9. FEBRUAR

06:00

07:00

08:00

09:00

10:00

11:00

12:00

13:00

14:00

15:00

16:00

17:00

18:00

19:00

20:00

21:00

22:00

23:00

Februar 2020

	M	D	M	D	F	S	S
5						1	2
6	3	4	5	6	7	8	9
7	10	11	12	13	14	15	16
8	17	18	19	20	21	22	23
9	24	25	26	27	28	29	

MONTAG
10. FEBRUAR

06:00

07:00

08:00

09:00

10:00

11:00

12:00

13:00

14:00

15:00

16:00

17:00

18:00

19:00

20:00

21:00

22:00

23:00

Tag der
Kinderhospizarbeit

Februar 2020

	M	D	M	D	F	S	S
5						1	2
6	3	4	5	6	7	8	9
7	10	11	12	13	14	15	16
8	17	18	19	20	21	22	23
9	24	25	26	27	28	29	

DIENSTAG
11. FEBRUAR

06:00

07:00

08:00

09:00

10:00

11:00

12:00

13:00

14:00

15:00

16:00

17:00

18:00

19:00

20:00

21:00

22:00

23:00

Februar 2020

	M	D	M	D	F	S	S
5						1	2
6	3	4	5	6	7	8	9
7	10	11	12	13	14	15	16
8	17	18	19	20	21	22	23
9	24	25	26	27	28	29	

MITTWOCH
12. FEBRUAR

06:00

07:00

08:00

09:00

10:00

11:00

12:00

13:00

14:00

15:00

16:00

17:00

18:00

19:00

20:00

21:00

22:00

23:00

Februar 2020						
	M	D	M	D	F	S	S
5						1	2
6	3	4	5	6	7	8	9
7	10	11	12	13	14	15	16
8	17	18	19	20	21	22	23
9	24	25	26	27	28	29	

DONNERSTAG
13. FEBRUAR

06:00

07:00

08:00

09:00

10:00

11:00

12:00

13:00

14:00

15:00

16:00

17:00

18:00

19:00

20:00

21:00

22:00

23:00

Februar 2020

	M	D	M	D	F	S	S
5						1	2
6	3	4	5	6	7	8	9
7	10	11	12	13	14	15	16
8	17	18	19	20	21	22	23
9	24	25	26	27	28	29	

FREITAG
14. FEBRUAR

Valentinstag

06:00

07:00

08:00

09:00

10:00

11:00

12:00

13:00

14:00

15:00

16:00

17:00

18:00

19:00

20:00

21:00

22:00

23:00

Februar 2020						
	M	D	M	D	F	S	S
5						1	2
6	3	4	5	6	7	8	9
7	10	11	12	13	14	15	16
8	17	18	19	20	21	22	23
9	24	25	26	27	28	29	

SAMSTAG
15. FEBRUAR

06:00

07:00

08:00

09:00

10:00

11:00

12:00

13:00

14:00

15:00

16:00

17:00

18:00

19:00

20:00

21:00

22:00

23:00

Februar 2020

	M	D	M	D	F	S	S
5						1	2
6	3	4	5	6	7	8	9
7	10	11	12	13	14	15	16
8	17	18	19	20	21	22	23
9	24	25	26	27	28	29	

SONNTAG
16. FEBRUAR

06:00

07:00

08:00

09:00

10:00

11:00

12:00

13:00

14:00

15:00

16:00

17:00

18:00

19:00

20:00

21:00

22:00

23:00

Februar 2020

	M	D	M	D	F	S	S
5						1	2
6	3	4	5	6	7	8	9
7	10	11	12	13	14	15	16
8	17	18	19	20	21	22	23
9	24	25	26	27	28	29	

MONTAG
17. FEBRUAR

06:00

07:00

08:00

09:00

10:00

11:00

12:00

13:00

14:00

15:00

16:00

17:00

18:00

19:00

20:00

21:00

22:00

23:00

Februar 2020

	M	D	M	D	F	S	S
5						1	2
6	3	4	5	6	7	8	9
7	10	11	12	13	14	15	16
8	17	18	19	20	21	22	23
9	24	25	26	27	28	29	

DIENSTAG
18. FEBRUAR

06:00

07:00

08:00

09:00

10:00

11:00

12:00

13:00

14:00

15:00

16:00

17:00

18:00

19:00

20:00

21:00

22:00

23:00

Februar 2020

	M	D	M	D	F	S	S
5						1	2
6	3	4	5	6	7	8	9
7	10	11	12	13	14	15	16
8	17	18	19	20	21	22	23
9	24	25	26	27	28	29	

MITTWOCH
19. FEBRUAR

06:00

07:00

08:00

09:00

10:00

11:00

12:00

13:00

14:00

15:00

16:00

17:00

18:00

19:00

20:00

21:00

22:00

23:00

Februar 2020

	M	D	M	D	F	S	S
5						1	2
6	3	4	5	6	7	8	9
7	10	11	12	13	14	15	16
8	17	18	19	20	21	22	23
9	24	25	26	27	28	29	

DONNERSTAG
20. FEBRUAR

06:00

07:00

08:00

09:00

10:00

11:00

12:00

13:00

14:00

15:00

16:00

17:00

18:00

19:00

20:00

21:00

22:00

23:00

Februar 2020

	M	D	M	D	F	S	S
5						1	2
6	3	4	5	6	7	8	9
7	10	11	12	13	14	15	16
8	17	18	19	20	21	22	23
9	24	25	26	27	28	29	

FREITAG
21. FEBRUAR

06:00

07:00

08:00

09:00

10:00

11:00

12:00

13:00

14:00

15:00

16:00

17:00

18:00

19:00

20:00

21:00

22:00

23:00

Februar 2020

	M	D	M	D	F	S	S
5						1	2
6	3	4	5	6	7	8	9
7	10	11	12	13	14	15	16
8	17	18	19	20	21	22	23
9	24	25	26	27	28	29	

SAMSTAG
22. FEBRUAR

06:00

07:00

08:00

09:00

10:00

11:00

12:00

13:00

14:00

15:00

16:00

17:00

18:00

19:00

20:00

21:00

22:00

23:00

Februar 2020

	M	D	M	D	F	S	S
5						1	2
6	3	4	5	6	7	8	9
7	10	11	12	13	14	15	16
8	17	18	19	20	21	22	23
9	24	25	26	27	28	29	

SONNTAG
23. FEBRUAR

06:00

07:00

08:00

09:00

10:00

11:00

12:00

13:00

14:00

15:00

16:00

17:00

18:00

19:00

20:00

21:00

22:00

23:00

Februar 2020

	M	D	M	D	F	S	S
5						1	2
6	3	4	5	6	7	8	9
7	10	11	12	13	14	15	16
8	17	18	19	20	21	22	23
9	24	25	26	27	28	29	

MONTAG
24. FEBRUAR

Rosenmontag

06:00

07:00

08:00

09:00

10:00

11:00

12:00

13:00

14:00

15:00

16:00

17:00

18:00

19:00

20:00

21:00

22:00

23:00

Februar 2020						
	M	D	M	D	F	S	S
5						1	2
6	3	4	5	6	7	8	9
7	10	11	12	13	14	15	16
8	17	18	19	20	21	22	23
9	24	25	26	27	28	29	

DIENSTAG
25. FEBRUAR

Faschingsdienstag

06:00

07:00

08:00

09:00

10:00

11:00

12:00

13:00

14:00

15:00

16:00

17:00

18:00

19:00

20:00

21:00

22:00

23:00

Februar 2020

	M	D	M	D	F	S	S
5						1	2
6	3	4	5	6	7	8	9
7	10	11	12	13	14	15	16
8	17	18	19	20	21	22	23
9	24	25	26	27	28	29	

MITTWOCH
26. FEBRUAR

Aschermittwoch

06:00

07:00

08:00

09:00

10:00

11:00

12:00

13:00

14:00

15:00

16:00

17:00

18:00

19:00

20:00

21:00

22:00

23:00

Februar 2020

	M	D	M	D	F	S	S
5						1	2
6	3	4	5	6	7	8	9
7	10	11	12	13	14	15	16
8	17	18	19	20	21	22	23
9	24	25	26	27	28	29	

DONNERSTAG
27. FEBRUAR

06:00

07:00

08:00

09:00

10:00

11:00

12:00

13:00

14:00

15:00

16:00

17:00

18:00

19:00

20:00

21:00

22:00

23:00

Februar 2020

	M	D	M	D	F	S	S
5						1	2
6	3	4	5	6	7	8	9
7	10	11	12	13	14	15	16
8	17	18	19	20	21	22	23
9	24	25	26	27	28	29	

FREITAG
28. FEBRUAR

06:00

07:00

08:00

09:00

10:00

11:00

12:00

13:00

14:00

15:00

16:00

17:00

18:00

19:00

20:00

21:00

22:00

23:00

Februar 2020						
	M	D	M	D	F	S	S
5						1	2
6	3	4	5	6	7	8	9
7	10	11	12	13	14	15	16
8	17	18	19	20	21	22	23
9	24	25	26	27	28	29	

SAMSTAG
29. FEBRUAR

06:00

07:00

08:00

09:00

10:00

11:00

12:00

13:00

14:00

15:00

16:00

17:00

18:00

19:00

20:00

21:00

22:00

23:00

Februar 2020

	M	D	M	D	F	S	S
5						1	2
6	3	4	5	6	7	8	9
7	10	11	12	13	14	15	16
8	17	18	19	20	21	22	23
9	24	25	26	27	28	29	

SONNTAG
1. MÄRZ

06:00

07:00

08:00

09:00

10:00

11:00

12:00

13:00

14:00

15:00

16:00

17:00

18:00

19:00

20:00

21:00

22:00

23:00

März 2020

	M	D	M	D	F	S	S
9							1
10	2	3	4	5	6	7	8
11	9	10	11	12	13	14	15
12	16	17	18	19	20	21	22
13	23	24	25	26	27	28	29
14	30	31					

MONTAG
2. MÄRZ

06:00

07:00

08:00

09:00

10:00

11:00

12:00

13:00

14:00

15:00

16:00

17:00

18:00

19:00

20:00

21:00

22:00

23:00

März 2020

	M	D	M	D	F	S	S
9							1
10	2	3	4	5	6	7	8
11	9	10	11	12	13	14	15
12	16	17	18	19	20	21	22
13	23	24	25	26	27	28	29
14	30	31					

DIENSTAG
3. MÄRZ

06:00

07:00

08:00

09:00

10:00

11:00

12:00

13:00

14:00

15:00

16:00

17:00

18:00

19:00

20:00

21:00

22:00

23:00

März 2020

	M	D	M	D	F	S	S
9							1
10	2	3	4	5	6	7	8
11	9	10	11	12	13	14	15
12	16	17	18	19	20	21	22
13	23	24	25	26	27	28	29
14	30	31					

MITTWOCH
4. MÄRZ

06:00

07:00

08:00

09:00

10:00

11:00

12:00

13:00

14:00

15:00

16:00

17:00

18:00

19:00

20:00

21:00

22:00

23:00

	März 2020					
	M	D	M	D	F	S	S
9							1
10	2	3	4	5	6	7	8
11	9	10	11	12	13	14	15
12	16	17	18	19	20	21	22
13	23	24	25	26	27	28	29
14	30	31					

DONNERSTAG
5. MÄRZ

06:00

07:00

08:00

09:00

10:00

11:00

12:00

13:00

14:00

15:00

16:00

17:00

18:00

19:00

20:00

21:00

22:00

23:00

März 2020

	M	D	M	D	F	S	S
9							1
10	2	3	4	5	6	7	8
11	9	10	11	12	13	14	15
12	16	17	18	19	20	21	22
13	23	24	25	26	27	28	29
14	30	31					

FREITAG
6. MÄRZ

06:00

07:00

08:00

09:00

10:00

11:00

12:00

13:00

14:00

15:00

16:00

17:00

18:00

19:00

20:00

21:00

22:00

23:00

März 2020

	M	D	M	D	F	S	S
9							1
10	2	3	4	5	6	7	8
11	9	10	11	12	13	14	15
12	16	17	18	19	20	21	22
13	23	24	25	26	27	28	29
14	30	31					

SAMSTAG
7. MÄRZ

06:00

07:00

08:00

09:00

10:00

11:00

12:00

13:00

14:00

15:00

16:00

17:00

18:00

19:00

20:00

21:00

22:00

23:00

	M	D	M	D	F	S	S
9							1
10	2	3	4	5	6	7	8
11	9	10	11	12	13	14	15
12	16	17	18	19	20	21	22
13	23	24	25	26	27	28	29
14	30	31					

März 2020

SONNTAG
8. MÄRZ

06:00

07:00

08:00

09:00

10:00

11:00

12:00

13:00

14:00

15:00

16:00

17:00

18:00

19:00

20:00

21:00

22:00

23:00

Internationaler Frauentag (Berlin)

Internationaler Frauentag (viele Regionen)

März 2020

	M	D	M	D	F	S	S
9							1
10	2	3	4	5	6	7	8
11	9	10	11	12	13	14	15
12	16	17	18	19	20	21	22
13	23	24	25	26	27	28	29
14	30	31					

MONTAG
9. MÄRZ

06:00

07:00

08:00

09:00

10:00

11:00

12:00

13:00

14:00

15:00

16:00

17:00

18:00

19:00

20:00

21:00

22:00

23:00

März 2020	M	D	M	D	F	S	S
9							1
10	2	3	4	5	6	7	8
11	9	10	11	12	13	14	15
12	16	17	18	19	20	21	22
13	23	24	25	26	27	28	29
14	30	31					

DIENSTAG
10. MÄRZ

06:00

07:00

08:00

09:00

10:00

11:00

12:00

13:00

14:00

15:00

16:00

17:00

18:00

19:00

20:00

21:00

22:00

23:00

März 2020

	M	D	M	D	F	S	S
9							1
10	2	3	4	5	6	7	8
11	9	10	11	12	13	14	15
12	16	17	18	19	20	21	22
13	23	24	25	26	27	28	29
14	30	31					

MITTWOCH
11. MÄRZ

06:00

07:00

08:00

09:00

10:00

11:00

12:00

13:00

14:00

15:00

16:00

17:00

18:00

19:00

20:00

21:00

22:00

23:00

März 2020

	M	D	M	D	F	S	S
9							1
10	2	3	4	5	6	7	8
11	9	10	11	12	13	14	15
12	16	17	18	19	20	21	22
13	23	24	25	26	27	28	29
14	30	31					

DONNERSTAG
12. MÄRZ

06:00

07:00

08:00

09:00

10:00

11:00

12:00

13:00

14:00

15:00

16:00

17:00

18:00

19:00

20:00

21:00

22:00

23:00

März 2020

	M	D	M	D	F	S	S
9							1
10	2	3	4	5	6	7	8
11	9	10	11	12	13	14	15
12	16	17	18	19	20	21	22
13	23	24	25	26	27	28	29
14	30	31					

FREITAG
13. MÄRZ

06:00

07:00

08:00

09:00

10:00

11:00

12:00

13:00

14:00

15:00

16:00

17:00

18:00

19:00

20:00

21:00

22:00

23:00

März 2020

	M	D	M	D	F	S	S
9							1
10	2	3	4	5	6	7	8
11	9	10	11	12	13	14	15
12	16	17	18	19	20	21	22
13	23	24	25	26	27	28	29
14	30	31					

SAMSTAG
14. MÄRZ

06:00

07:00

08:00

09:00

10:00

11:00

12:00

13:00

14:00

15:00

16:00

17:00

18:00

19:00

20:00

21:00

22:00

23:00

	M	D	M	D	F	S	S
9							1
10	2	3	4	5	6	7	8
11	9	10	11	12	13	14	15
12	16	17	18	19	20	21	22
13	23	24	25	26	27	28	29
14	30	31					

März 2020

SONNTAG
15. MÄRZ

06:00

07:00

08:00

09:00

10:00

11:00

12:00

13:00

14:00

15:00

16:00

17:00

18:00

19:00

20:00

21:00

22:00

23:00

März 2020

	M	D	M	D	F	S	S
9							1
10	2	3	4	5	6	7	8
11	9	10	11	12	13	14	15
12	16	17	18	19	20	21	22
13	23	24	25	26	27	28	29
14	30	31					

MONTAG
16. MÄRZ

06:00

07:00

08:00

09:00

10:00

11:00

12:00

13:00

14:00

15:00

16:00

17:00

18:00

19:00

20:00

21:00

22:00

23:00

März 2020

	M	D	M	D	F	S	S
9							1
10	2	3	4	5	6	7	8
11	9	10	11	12	13	14	15
12	16	17	18	19	20	21	22
13	23	24	25	26	27	28	29
14	30	31					

DIENSTAG
17. MÄRZ

St. Patrick's Day

06:00

07:00

08:00

09:00

10:00

11:00

12:00

13:00

14:00

15:00

16:00

17:00

18:00

19:00

20:00

21:00

22:00

23:00

März 2020

	M	D	M	D	F	S	S
9							1
10	2	3	4	5	6	7	8
11	9	10	11	12	13	14	15
12	16	17	18	19	20	21	22
13	23	24	25	26	27	28	29
14	30	31					

MITTWOCH
18. MÄRZ

06:00

07:00

08:00

09:00

10:00

11:00

12:00

13:00

14:00

15:00

16:00

17:00

18:00

19:00

20:00

21:00

22:00

23:00

März 2020

	M	D	M	D	F	S	S
9							1
10	2	3	4	5	6	7	8
11	9	10	11	12	13	14	15
12	16	17	18	19	20	21	22
13	23	24	25	26	27	28	29
14	30	31					

DONNERSTAG
19. MÄRZ

06:00

07:00

08:00

09:00

10:00

11:00

12:00

13:00

14:00

15:00

16:00

17:00

18:00

19:00

20:00

21:00

22:00

23:00

März 2020

	M	D	M	D	F	S	S
9							1
10	2	3	4	5	6	7	8
11	9	10	11	12	13	14	15
12	16	17	18	19	20	21	22
13	23	24	25	26	27	28	29
14	30	31					

FREITAG
20. MÄRZ

06:00

07:00

08:00

09:00

10:00

11:00

12:00

13:00

14:00

15:00

16:00

17:00

18:00

19:00

20:00

21:00

22:00

23:00

März 2020

	M	D	M	D	F	S	S
9							1
10	2	3	4	5	6	7	8
11	9	10	11	12	13	14	15
12	16	17	18	19	20	21	22
13	23	24	25	26	27	28	29
14	30	31					

SAMSTAG
21. MÄRZ

06:00

07:00

08:00

09:00

10:00

11:00

12:00

13:00

14:00

15:00

16:00

17:00

18:00

19:00

20:00

21:00

22:00

23:00

März 2020

	M	D	M	D	F	S	S
9							1
10	2	3	4	5	6	7	8
11	9	10	11	12	13	14	15
12	16	17	18	19	20	21	22
13	23	24	25	26	27	28	29
14	30	31					

SONNTAG
22. MÄRZ

06:00

07:00

08:00

09:00

10:00

11:00

12:00

13:00

14:00

15:00

16:00

17:00

18:00

19:00

20:00

21:00

22:00

23:00

März 2020

	M	D	M	D	F	S	S
9							1
10	2	3	4	5	6	7	8
11	9	10	11	12	13	14	15
12	16	17	18	19	20	21	22
13	23	24	25	26	27	28	29
14	30	31					

MONTAG
23. MÄRZ

06:00

07:00

08:00

09:00

10:00

11:00

12:00

13:00

14:00

15:00

16:00

17:00

18:00

19:00

20:00

21:00

22:00

23:00

März 2020						
	M	D	M	D	F	S	S
9							1
10	2	3	4	5	6	7	8
11	9	10	11	12	13	14	15
12	16	17	18	19	20	21	22
13	23	24	25	26	27	28	29
14	30	31					

DIENSTAG
24. MÄRZ

06:00

07:00

08:00

09:00

10:00

11:00

12:00

13:00

14:00

15:00

16:00

17:00

18:00

19:00

20:00

21:00

22:00

23:00

März 2020

	M	D	M	D	F	S	S
9							1
10	2	3	4	5	6	7	8
11	9	10	11	12	13	14	15
12	16	17	18	19	20	21	22
13	23	24	25	26	27	28	29
14	30	31					

MITTWOCH
25. MÄRZ

06:00

07:00

08:00

09:00

10:00

11:00

12:00

13:00

14:00

15:00

16:00

17:00

18:00

19:00

20:00

21:00

22:00

23:00

März 2020

	M	D	M	D	F	S	S
9							1
10	2	3	4	5	6	7	8
11	9	10	11	12	13	14	15
12	16	17	18	19	20	21	22
13	23	24	25	26	27	28	29
14	30	31					

DONNERSTAG
26. MÄRZ

Girls' Day -
Mädchen-Zukunftstag

06:00

07:00

08:00

09:00

10:00

11:00

12:00

13:00

14:00

15:00

16:00

17:00

18:00

19:00

20:00

21:00

22:00

23:00

März 2020

	M	D	M	D	F	S	S
9							1
10	2	3	4	5	6	7	8
11	9	10	11	12	13	14	15
12	16	17	18	19	20	21	22
13	23	24	25	26	27	28	29
14	30	31					

FREITAG
27. MÄRZ

06:00

07:00

08:00

09:00

10:00

11:00

12:00

13:00

14:00

15:00

16:00

17:00

18:00

19:00

20:00

21:00

22:00

23:00

	März 2020						
	M	D	M	D	F	S	S
9							1
10	2	3	4	5	6	7	8
11	9	10	11	12	13	14	15
12	16	17	18	19	20	21	22
13	23	24	25	26	27	28	29
14	30	31					

SAMSTAG
28. MÄRZ

06:00

07:00

08:00

09:00

10:00

11:00

12:00

13:00

14:00

15:00

16:00

17:00

18:00

19:00

20:00

21:00

22:00

23:00

März 2020

	M	D	M	D	F	S	S
9							1
10	2	3	4	5	6	7	8
11	9	10	11	12	13	14	15
12	16	17	18	19	20	21	22
13	23	24	25	26	27	28	29
14	30	31					

SONNTAG
29. MÄRZ

06:00

07:00

08:00

09:00

10:00

11:00

12:00

13:00

14:00

15:00

16:00

17:00

18:00

19:00

20:00

21:00

22:00

23:00

März 2020						
M	D	M	D	F	S	S
9						1
10	2	3	4	5	6	7	8
11	9	10	11	12	13	14	15
12	16	17	18	19	20	21	22
13	23	24	25	26	27	28	29
14	30	31					

MONTAG
30. MÄRZ

06:00

07:00

08:00

09:00

10:00

11:00

12:00

13:00

14:00

15:00

16:00

17:00

18:00

19:00

20:00

21:00

22:00

23:00

März 2020

	M	D	M	D	F	S	S
9							1
10	2	3	4	5	6	7	8
11	9	10	11	12	13	14	15
12	16	17	18	19	20	21	22
13	23	24	25	26	27	28	29
14	30	31					

DIENSTAG
31. MÄRZ

06:00

07:00

08:00

09:00

10:00

11:00

12:00

13:00

14:00

15:00

16:00

17:00

18:00

19:00

20:00

21:00

22:00

23:00

März 2020

	M	D	M	D	F	S	S
9							1
10	2	3	4	5	6	7	8
11	9	10	11	12	13	14	15
12	16	17	18	19	20	21	22
13	23	24	25	26	27	28	29
14	30	31					

MITTWOCH
1. APRIL

06:00

07:00

08:00

09:00

10:00

11:00

12:00

13:00

14:00

15:00

16:00

17:00

18:00

19:00

20:00

21:00

22:00

23:00

April 2020

	M	D	M	D	F	S	S
14			1	2	3	4	5
15	6	7	8	9	10	11	12
16	13	14	15	16	17	18	19
17	20	21	22	23	24	25	26
18	27	28	29	30			

DONNERSTAG
2. APRIL

06:00

07:00

08:00

09:00

10:00

11:00

12:00

13:00

14:00

15:00

16:00

17:00

18:00

19:00

20:00

21:00

22:00

23:00

April 2020

	M	D	M	D	F	S	S
14			1	2	3	4	5
15	6	7	8	9	10	11	12
16	13	14	15	16	17	18	19
17	20	21	22	23	24	25	26
18	27	28	29	30			

FREITAG

3. APRIL

06:00

07:00

08:00

09:00

10:00

11:00

12:00

13:00

14:00

15:00

16:00

17:00

18:00

19:00

20:00

21:00

22:00

23:00

April 2020

	M	D	M	D	F	S	S
14			1	2	3	4	5
15	6	7	8	9	10	11	12
16	13	14	15	16	17	18	19
17	20	21	22	23	24	25	26
18	27	28	29	30			

SAMSTAG
4. APRIL

06:00

07:00

08:00

09:00

10:00

11:00

12:00

13:00

14:00

15:00

16:00

17:00

18:00

19:00

20:00

21:00

22:00

23:00

April 2020

	M	D	M	D	F	S	S
14		1	2	3	4	5	
15	6	7	8	9	10	11	12
16	13	14	15	16	17	18	19
17	20	21	22	23	24	25	26
18	27	28	29	30			

SONNTAG
5. APRIL

Palmsonntag

06:00

07:00

08:00

09:00

10:00

11:00

12:00

13:00

14:00

15:00

16:00

17:00

18:00

19:00

20:00

21:00

April 2020

	M	D	M	D	F	S	S
14			1	2	3	4	5
15	6	7	8	9	10	11	12
16	13	14	15	16	17	18	19
17	20	21	22	23	24	25	26
18	27	28	29	30			

22:00

23:00

MONTAG
6. APRIL

06:00

07:00

08:00

09:00

10:00

11:00

12:00

13:00

14:00

15:00

16:00

17:00

18:00

19:00

20:00

21:00

22:00

23:00

April 2020

	M	D	M	D	F	S	S
14		1	2	3	4	5	
15	6	7	8	9	10	11	12
16	13	14	15	16	17	18	19
17	20	21	22	23	24	25	26
18	27	28	29	30			

DIENSTAG
7. APRIL

06:00

07:00

08:00

09:00

10:00

11:00

12:00

13:00

14:00

15:00

16:00

17:00

18:00

19:00

20:00

21:00

22:00

23:00

April 2020						
	M	D	M	D	F	S	S
14			1	2	3	4	5
15	6	7	8	9	10	11	12
16	13	14	15	16	17	18	19
17	20	21	22	23	24	25	26
18	27	28	29	30			

MITTWOCH
8. APRIL

06:00

07:00

08:00

09:00

10:00

11:00

12:00

13:00

14:00

15:00

16:00

17:00

18:00

19:00

20:00

21:00

22:00

23:00

April 2020

	M	D	M	D	F	S	S
14		1	2	3	4	5	
15	6	7	8	9	10	11	12
16	13	14	15	16	17	18	19
17	20	21	22	23	24	25	26
18	27	28	29	30			

DONNERSTAG
9. APRIL

Gründonnerstag

06:00

07:00

08:00

09:00

10:00

11:00

12:00

13:00

14:00

15:00

16:00

17:00

18:00

19:00

20:00

21:00

22:00

23:00

April 2020

	M	D	M	D	F	S	S
14			1	2	3	4	5
15	6	7	8	9	10	11	12
16	13	14	15	16	17	18	19
17	20	21	22	23	24	25	26
18	27	28	29	30			

FREITAG
10. APRIL

Karfreitag

06:00

07:00

08:00

09:00

10:00

11:00

12:00

13:00

14:00

15:00

16:00

17:00

18:00

19:00

20:00

21:00

22:00

23:00

April 2020

	M	D	M	D	F	S	S
14			1	2	3	4	5
15	6	7	8	9	10	11	12
16	13	14	15	16	17	18	19
17	20	21	22	23	24	25	26
18	27	28	29	30			

SAMSTAG
11. APRIL

06:00

07:00

08:00

09:00

10:00

11:00

12:00

13:00

14:00

15:00

16:00

17:00

18:00

19:00

20:00

21:00

22:00

23:00

April 2020

	M	D	M	D	F	S	S
14			1	2	3	4	5
15	6	7	8	9	10	11	12
16	13	14	15	16	17	18	19
17	20	21	22	23	24	25	26
18	27	28	29	30			

SONNTAG
12. APRIL

Ostern (Brandenburg)

Ostern (viele Regionen)

06:00

07:00

08:00

09:00

10:00

11:00

12:00

13:00

14:00

15:00

16:00

17:00

18:00

19:00

20:00

21:00

22:00

23:00

April 2020

	M	D	M	D	F	S	S
14			1	2	3	4	5
15	6	7	8	9	10	11	12
16	13	14	15	16	17	18	19
17	20	21	22	23	24	25	26
18	27	28	29	30			

MONTAG
13. APRIL

Ostermontag

06:00

07:00

08:00

09:00

10:00

11:00

12:00

13:00

14:00

15:00

16:00

17:00

18:00

19:00

20:00

21:00

22:00

23:00

April 2020

	M	D	M	D	F	S	S
14		1	2	3	4	5	
15	6	7	8	9	10	11	12
16	13	14	15	16	17	18	19
17	20	21	22	23	24	25	26
18	27	28	29	30			

DIENSTAG
14. APRIL

06:00

07:00

08:00

09:00

10:00

11:00

12:00

13:00

14:00

15:00

16:00

17:00

18:00

19:00

20:00

21:00

22:00

23:00

April 2020

	M	D	M	D	F	S	S
14		1	2	3	4	5
15	6	7	8	9	10	11	12
16	13	14	15	16	17	18	19
17	20	21	22	23	24	25	26
18	27	28	29	30

MITTWOCH
15. APRIL

06:00

07:00

08:00

09:00

10:00

11:00

12:00

13:00

14:00

15:00

16:00

17:00

18:00

19:00

20:00

21:00

22:00

23:00

April 2020	M	D	M	D	F	S	S
14			1	2	3	4	5
15	6	7	8	9	10	11	12
16	13	14	15	16	17	18	19
17	20	21	22	23	24	25	26
18	27	28	29	30			

DONNERSTAG
16. APRIL

06:00

07:00

08:00

09:00

10:00

11:00

12:00

13:00

14:00

15:00

16:00

17:00

18:00

19:00

20:00

21:00

22:00

23:00

April 2020						
	M	D	M	D	F	S	S
14		1	2	3	4	5
15	6	7	8	9	10	11	12
16	13	14	15	16	17	18	19
17	20	21	22	23	24	25	26
18	27	28	29	30			

FREITAG
17. APRIL

06:00

07:00

08:00

09:00

10:00

11:00

12:00

13:00

14:00

15:00

16:00

17:00

18:00

19:00

20:00

21:00

22:00

23:00

April 2020

	M	D	M	D	F	S	S
14			1	2	3	4	5
15	6	7	8	9	10	11	12
16	13	14	15	16	17	18	19
17	20	21	22	23	24	25	26
18	27	28	29	30			

SAMSTAG
18. APRIL

06:00

07:00

08:00

09:00

10:00

11:00

12:00

13:00

14:00

15:00

16:00

17:00

18:00

19:00

20:00

21:00

22:00

23:00

April 2020

	M	D	M	D	F	S	S
14		1	2	3	4	5	
15	6	7	8	9	10	11	12
16	13	14	15	16	17	18	19
17	20	21	22	23	24	25	26
18	27	28	29	30			

SONNTAG
19. APRIL

06:00

07:00

08:00

09:00

10:00

11:00

12:00

13:00

14:00

15:00

16:00

17:00

18:00

19:00

20:00

21:00

22:00

23:00

April 2020

	M	D	M	D	F	S	S
14		1	2	3	4	5
15	6	7	8	9	10	11	12
16	13	14	15	16	17	18	19
17	20	21	22	23	24	25	26
18	27	28	29	30			

MONTAG
20. APRIL

06:00

07:00

08:00

09:00

10:00

11:00

12:00

13:00

14:00

15:00

16:00

17:00

18:00

19:00

20:00

21:00

22:00

23:00

April 2020

	M	D	M	D	F	S	S
14			1	2	3	4	5
15	6	7	8	9	10	11	12
16	13	14	15	16	17	18	19
17	20	21	22	23	24	25	26
18	27	28	29	30			

DIENSTAG
21. APRIL

06:00

07:00

08:00

09:00

10:00

11:00

12:00

13:00

14:00

15:00

16:00

17:00

18:00

19:00

20:00

21:00

22:00

23:00

| April 2020 | | | | | | |
M	D	M	D	F	S	S
14		1	2	3	4	5
15	6	7	8	9	10	11	12
16	13	14	15	16	17	18	19
17	20	21	22	23	24	25	26
18	27	28	29	30			

MITTWOCH
22. APRIL

06:00

07:00

08:00

09:00

10:00

11:00

12:00

13:00

14:00

15:00

16:00

17:00

18:00

19:00

20:00

21:00

22:00

23:00

April 2020

	M	D	M	D	F	S	S
14			1	2	3	4	5
15	6	7	8	9	10	11	12
16	13	14	15	16	17	18	19
17	20	21	22	23	24	25	26
18	27	28	29	30			

06:00

Tag des Deutschen
Bieres

07:00

08:00

09:00

10:00

11:00

12:00

13:00

14:00

15:00

16:00

17:00

18:00

19:00

20:00

21:00

22:00

April 2020							
	M	D	M	D	F	S	S
14			1	2	3	4	5
15	6	7	8	9	10	11	12
16	13	14	15	16	17	18	19
17	20	21	22	23	24	25	26
18	27	28	29	30			

23:00

FREITAG
24. APRIL

06:00

07:00

08:00

09:00

10:00

11:00

12:00

13:00

14:00

15:00

16:00

17:00

18:00

19:00

20:00

21:00

22:00

23:00

April 2020

	M	D	M	D	F	S	S
14			1	2	3	4	5
15	6	7	8	9	10	11	12
16	13	14	15	16	17	18	19
17	20	21	22	23	24	25	26
18	27	28	29	30			

SAMSTAG
25. APRIL

06:00

07:00

08:00

09:00

10:00

11:00

12:00

13:00

14:00

15:00

16:00

17:00

18:00

19:00

20:00

21:00

22:00

23:00

April 2020

	M	D	M	D	F	S	S
14			1	2	3	4	5
15	6	7	8	9	10	11	12
16	13	14	15	16	17	18	19
17	20	21	22	23	24	25	26
18	27	28	29	30			

SONNTAG
26. APRIL

06:00

07:00

08:00

09:00

10:00

11:00

12:00

13:00

14:00

15:00

16:00

17:00

18:00

19:00

20:00

21:00

22:00

23:00

April 2020

	M	D	M	D	F	S	S
14		1	2	3	4	5
15	6	7	8	9	10	11	12
16	13	14	15	16	17	18	19
17	20	21	22	23	24	25	26
18	27	28	29	30			

MONTAG

27. APRIL

06:00

07:00

08:00

09:00

10:00

11:00

12:00

13:00

14:00

15:00

16:00

17:00

18:00

19:00

20:00

21:00

22:00

23:00

April 2020

	M	D	M	D	F	S	S
14			1	2	3	4	5
15	6	7	8	9	10	11	12
16	13	14	15	16	17	18	19
17	20	21	22	23	24	25	26
18	27	28	29	30			

DIENSTAG
28. APRIL

06:00

07:00

08:00

09:00

10:00

11:00

12:00

13:00

14:00

15:00

16:00

17:00

18:00

19:00

20:00

21:00

22:00

23:00

April 2020

	M	D	M	D	F	S	S
14			1	2	3	4	5
15	6	7	8	9	10	11	12
16	13	14	15	16	17	18	19
17	20	21	22	23	24	25	26
18	27	28	29	30			

MITTWOCH
29. APRIL

06:00

07:00

08:00

09:00

10:00

11:00

12:00

13:00

14:00

15:00

16:00

17:00

18:00

19:00

20:00

21:00

22:00

23:00

April 2020

	M	D	M	D	F	S	S
14			1	2	3	4	5
15	6	7	8	9	10	11	12
16	13	14	15	16	17	18	19
17	20	21	22	23	24	25	26
18	27	28	29	30			

DONNERSTAG
30. APRIL

Walpurgisnacht

06:00

07:00

08:00

09:00

10:00

11:00

12:00

13:00

14:00

15:00

16:00

17:00

18:00

19:00

20:00

21:00

22:00

23:00

April 2020

	M	D	M	D	F	S	S
14			1	2	3	4	5
15	6	7	8	9	10	11	12
16	13	14	15	16	17	18	19
17	20	21	22	23	24	25	26
18	27	28	29	30			

FREITAG
1. MAI

06:00

07:00

08:00

09:00

10:00

11:00

12:00

13:00

14:00

15:00

16:00

17:00

18:00

19:00

20:00

21:00

22:00

23:00

Mai 2020

	M	D	M	D	F	S	S
18					1	2	3
19	4	5	6	7	8	9	10
20	11	12	13	14	15	16	17
21	18	19	20	21	22	23	24
22	25	26	27	28	29	30	31

SAMSTAG
2. MAI

06:00

07:00

08:00

09:00

10:00

11:00

12:00

13:00

14:00

15:00

16:00

17:00

18:00

19:00

20:00

21:00

22:00

23:00

Mai 2020

	M	D	M	D	F	S	S
18					1	2	3
19	4	5	6	7	8	9	10
20	11	12	13	14	15	16	17
21	18	19	20	21	22	23	24
22	25	26	27	28	29	30	31

SONNTAG
3. MAI

06:00

07:00

08:00

09:00

10:00

11:00

12:00

13:00

14:00

15:00

16:00

17:00

18:00

19:00

20:00

21:00

22:00

23:00

Mai 2020

	M	D	M	D	F	S	S
18					1	2	3
19	4	5	6	7	8	9	10
20	11	12	13	14	15	16	17
21	18	19	20	21	22	23	24
22	25	26	27	28	29	30	31

MONTAG
4. MAI

06:00

07:00

08:00

09:00

10:00

11:00

12:00

13:00

14:00

15:00

16:00

17:00

18:00

19:00

20:00

21:00

22:00

23:00

Mai 2020

	M	D	M	D	F	S	S
18					1	2	3
19	4	5	6	7	8	9	10
20	11	12	13	14	15	16	17
21	18	19	20	21	22	23	24
22	25	26	27	28	29	30	31

DIENSTAG
5. MAI

06:00

07:00

08:00

09:00

10:00

11:00

12:00

13:00

14:00

15:00

16:00

17:00

18:00

19:00

20:00

21:00

22:00

23:00

Mai 2020

	M	D	M	D	F	S	S
18					1	2	3
19	4	5	6	7	8	9	10
20	11	12	13	14	15	16	17
21	18	19	20	21	22	23	24
22	25	26	27	28	29	30	31

MITTWOCH
6. MAI

06:00

07:00

08:00

09:00

10:00

11:00

12:00

13:00

14:00

15:00

16:00

17:00

18:00

19:00

20:00

21:00

22:00

23:00

Mai 2020

	M	D	M	D	F	S	S
18					1	2	3
19	4	5	6	7	8	9	10
20	11	12	13	14	15	16	17
21	18	19	20	21	22	23	24
22	25	26	27	28	29	30	31

DONNERSTAG
7. MAI

06:00

07:00

08:00

09:00

10:00

11:00

12:00

13:00

14:00

15:00

16:00

17:00

18:00

19:00

20:00

21:00

22:00

23:00

Mai 2020

	M	D	M	D	F	S	S
18					1	2	3
19	4	5	6	7	8	9	10
20	11	12	13	14	15	16	17
21	18	19	20	21	22	23	24
22	25	26	27	28	29	30	31

FREITAG
8. MAI

Tag der Befreiung
(Berlin)
Tag der Befreiung

06:00

07:00

08:00

09:00

10:00

11:00

12:00

13:00

14:00

15:00

16:00

17:00

18:00

19:00

20:00

21:00

22:00

23:00

Mai 2020

	M	D	M	D	F	S	S
18					1	2	3
19	4	5	6	7	8	9	10
20	11	12	13	14	15	16	17
21	18	19	20	21	22	23	24
22	25	26	27	28	29	30	31

SAMSTAG
9. MAI

Europatag (EU)

06:00

07:00

08:00

09:00

10:00

11:00

12:00

13:00

14:00

15:00

16:00

17:00

18:00

19:00

20:00

21:00

22:00

23:00

Mai 2020

	M	D	M	D	F	S	S
18					1	2	3
19	4	5	6	7	8	9	10
20	11	12	13	14	15	16	17
21	18	19	20	21	22	23	24
22	25	26	27	28	29	30	31

SONNTAG
10. MAI

Muttertag

06:00

07:00

08:00

09:00

10:00

11:00

12:00

13:00

14:00

15:00

16:00

17:00

18:00

19:00

20:00

21:00

22:00

23:00

Mai 2020	M	D	M	D	F	S	S
18					1	2	3
19	4	5	6	7	8	9	10
20	11	12	13	14	15	16	17
21	18	19	20	21	22	23	24
22	25	26	27	28	29	30	31

MONTAG
11. MAI

06:00

07:00

08:00

09:00

10:00

11:00

12:00

13:00

14:00

15:00

16:00

17:00

18:00

19:00

20:00

21:00

22:00

23:00

Mai 2020

	M	D	M	D	F	S	S
18					1	2	3
19	4	5	6	7	8	9	10
20	11	12	13	14	15	16	17
21	18	19	20	21	22	23	24
22	25	26	27	28	29	30	31

DIENSTAG
12. MAI

06:00

07:00

08:00

09:00

10:00

11:00

12:00

13:00

14:00

15:00

16:00

17:00

18:00

19:00

20:00

21:00

22:00

23:00

Mai 2020

	M	D	M	D	F	S	S
18					1	2	3
19	4	5	6	7	8	9	10
20	11	12	13	14	15	16	17
21	18	19	20	21	22	23	24
22	25	26	27	28	29	30	31

MITTWOCH
13. MAI

06:00

07:00

08:00

09:00

10:00

11:00

12:00

13:00

14:00

15:00

16:00

17:00

18:00

19:00

20:00

21:00

22:00

23:00

Mai 2020

	M	D	M	D	F	S	S
18					1	2	3
19	4	5	6	7	8	9	10
20	11	12	13	14	15	16	17
21	18	19	20	21	22	23	24
22	25	26	27	28	29	30	31

DONNERSTAG
14. MAI

06:00

07:00

08:00

09:00

10:00

11:00

12:00

13:00

14:00

15:00

16:00

17:00

18:00

19:00

20:00

21:00

22:00

23:00

Mai 2020

	M	D	M	D	F	S	S
18					1	2	3
19	4	5	6	7	8	9	10
20	11	12	13	14	15	16	17
21	18	19	20	21	22	23	24
22	25	26	27	28	29	30	31

FREITAG
15. MAI

06:00

07:00

08:00

09:00

10:00

11:00

12:00

13:00

14:00

15:00

16:00

17:00

18:00

19:00

20:00

21:00

22:00

23:00

Mai 2020						
	M	D	M	D	F	S	S
18					1	2	3
19	4	5	6	7	8	9	10
20	11	12	13	14	15	16	17
21	18	19	20	21	22	23	24
22	25	26	27	28	29	30	31

SAMSTAG
16. MAI

06:00

07:00

08:00

09:00

10:00

11:00

12:00

13:00

14:00

15:00

16:00

17:00

18:00

19:00

20:00

21:00

22:00

23:00

Mai 2020

	M	D	M	D	F	S	S
18					1	2	3
19	4	5	6	7	8	9	10
20	11	12	13	14	15	16	17
21	18	19	20	21	22	23	24
22	25	26	27	28	29	30	31

SONNTAG
17. MAI

06:00

07:00

08:00

09:00

10:00

11:00

12:00

13:00

14:00

15:00

16:00

17:00

18:00

19:00

20:00

21:00

22:00

23:00

Mai 2020

	M	D	M	D	F	S	S
18					1	2	3
19	4	5	6	7	8	9	10
20	11	12	13	14	15	16	17
21	18	19	20	21	22	23	24
22	25	26	27	28	29	30	31

MONTAG
18. MAI

06:00

07:00

08:00

09:00

10:00

11:00

12:00

13:00

14:00

15:00

16:00

17:00

18:00

19:00

20:00

21:00

22:00

23:00

Mai 2020

	M	D	M	D	F	S	S
18					1	2	3
19	4	5	6	7	8	9	10
20	11	12	13	14	15	16	17
21	18	19	20	21	22	23	24
22	25	26	27	28	29	30	31

DIENSTAG
19. MAI

06:00

07:00

08:00

09:00

10:00

11:00

12:00

13:00

14:00

15:00

16:00

17:00

18:00

19:00

20:00

21:00

22:00

23:00

Mai 2020

	M	D	M	D	F	S	S
18					1	2	3
19	4	5	6	7	8	9	10
20	11	12	13	14	15	16	17
21	18	19	20	21	22	23	24
22	25	26	27	28	29	30	31

MITTWOCH
20. MAI

06:00

07:00

08:00

09:00

10:00

11:00

12:00

13:00

14:00

15:00

16:00

17:00

18:00

19:00

20:00

21:00

22:00

23:00

Mai 2020

	M	D	M	D	F	S	S
18					1	2	3
19	4	5	6	7	8	9	10
20	11	12	13	14	15	16	17
21	18	19	20	21	22	23	24
22	25	26	27	28	29	30	31

DONNERSTAG
21. MAI

Christi Himmelfahrt

Vatertag

06:00

07:00

08:00

09:00

10:00

11:00

12:00

13:00

14:00

15:00

16:00

17:00

18:00

19:00

20:00

21:00

22:00

23:00

Mai 2020	M	D	M	D	F	S	S
18					1	2	3
19	4	5	6	7	8	9	10
20	11	12	13	14	15	16	17
21	18	19	20	21	22	23	24
22	25	26	27	28	29	30	31

FREITAG
22. MAI

06:00

07:00

08:00

09:00

10:00

11:00

12:00

13:00

14:00

15:00

16:00

17:00

18:00

19:00

20:00

21:00

22:00

23:00

Mai 2020

	M	D	M	D	F	S	S
18					1	2	3
19	4	5	6	7	8	9	10
20	11	12	13	14	15	16	17
21	18	19	20	21	22	23	24
22	25	26	27	28	29	30	31

SAMSTAG
23. MAI

Tag des Grundgesetzes

06:00

07:00

08:00

09:00

10:00

11:00

12:00

13:00

14:00

15:00

16:00

17:00

18:00

19:00

20:00

21:00

22:00

23:00

Mai 2020	M	D	M	D	F	S	S
18					1	2	3
19	4	5	6	7	8	9	10
20	11	12	13	14	15	16	17
21	18	19	20	21	22	23	24
22	25	26	27	28	29	30	31

SONNTAG
24. MAI

06:00

07:00

08:00

09:00

10:00

11:00

12:00

13:00

14:00

15:00

16:00

17:00

18:00

19:00

20:00

21:00

22:00

23:00

Mai 2020

	M	D	M	D	F	S	S
18					1	2	3
19	4	5	6	7	8	9	10
20	11	12	13	14	15	16	17
21	18	19	20	21	22	23	24
22	25	26	27	28	29	30	31

MONTAG
25. MAI

06:00

07:00

08:00

09:00

10:00

11:00

12:00

13:00

14:00

15:00

16:00

17:00

18:00

19:00

20:00

21:00

22:00

23:00

Mai 2020						
	M	D	M	D	F	S	S
18					1	2	3
19	4	5	6	7	8	9	10
20	11	12	13	14	15	16	17
21	18	19	20	21	22	23	24
22	25	26	27	28	29	30	31

DIENSTAG
26. MAI

06:00

07:00

08:00

09:00

10:00

11:00

12:00

13:00

14:00

15:00

16:00

17:00

18:00

19:00

20:00

21:00

22:00

23:00

Mai 2020

	M	D	M	D	F	S	S
18					1	2	3
19	4	5	6	7	8	9	10
20	11	12	13	14	15	16	17
21	18	19	20	21	22	23	24
22	25	26	27	28	29	30	31

MITTWOCH
27. MAI

06:00

07:00

08:00

09:00

10:00

11:00

12:00

13:00

14:00

15:00

16:00

17:00

18:00

19:00

20:00

21:00

22:00

23:00

Mai 2020

	M	D	M	D	F	S	S
18					1	2	3
19	4	5	6	7	8	9	10
20	11	12	13	14	15	16	17
21	18	19	20	21	22	23	24
22	25	26	27	28	29	30	31

DONNERSTAG
28. MAI

06:00

07:00

08:00

09:00

10:00

11:00

12:00

13:00

14:00

15:00

16:00

17:00

18:00

19:00

20:00

21:00

22:00

23:00

Mai 2020

	M	D	M	D	F	S	S
18					1	2	3
19	4	5	6	7	8	9	10
20	11	12	13	14	15	16	17
21	18	19	20	21	22	23	24
22	25	26	27	28	29	30	31

FREITAG
29. MAI

06:00

07:00

08:00

09:00

10:00

11:00

12:00

13:00

14:00

15:00

16:00

17:00

18:00

19:00

20:00

21:00

22:00

23:00

Mai 2020						
	M	D	M	D	F	S	S
18					1	2	3
19	4	5	6	7	8	9	10
20	11	12	13	14	15	16	17
21	18	19	20	21	22	23	24
22	25	26	27	28	29	30	31

SAMSTAG
30. MAI

06:00

07:00

08:00

09:00

10:00

11:00

12:00

13:00

14:00

15:00

16:00

17:00

18:00

19:00

20:00

21:00

22:00

23:00

Mai 2020

	M	D	M	D	F	S	S
18					1	2	3
19	4	5	6	7	8	9	10
20	11	12	13	14	15	16	17
21	18	19	20	21	22	23	24
22	25	26	27	28	29	30	31

SONNTAG
31. MAI

06:00	Pfingsten (Brandenburg)
	Pfingsten (viele
07:00	Regionen)
08:00	
09:00	
10:00	
11:00	
12:00	
13:00	
14:00	
15:00	
16:00	
17:00	
18:00	
19:00	
20:00	
21:00	
22:00	
23:00	

Mai 2020

	M	D	M	D	F	S	S
18					1	2	3
19	4	5	6	7	8	9	10
20	11	12	13	14	15	16	17
21	18	19	20	21	22	23	24
22	25	26	27	28	29	30	31

MONTAG
1. JUNI

Pfingstmontag

Internationaler Kindertag

(viele Regionen)

06:00

07:00

08:00

09:00

10:00

11:00

12:00

13:00

14:00

15:00

16:00

17:00

18:00

19:00

20:00

21:00

22:00

23:00

Juni 2020

	M	D	M	D	F	S	S
23	1	2	3	4	5	6	7
24	8	9	10	11	12	13	14
25	15	16	17	18	19	20	21
26	22	23	24	25	26	27	28
27	29	30					

DIENSTAG
2. JUNI

06:00

07:00

08:00

09:00

10:00

11:00

12:00

13:00

14:00

15:00

16:00

17:00

18:00

19:00

20:00

21:00

22:00

23:00

Juni 2020

	M	D	M	D	F	S	S
23	1	2	3	4	5	6	7
24	8	9	10	11	12	13	14
25	15	16	17	18	19	20	21
26	22	23	24	25	26	27	28
27	29	30					

Europäischer Tag des
Fahrrads

06:00

07:00

08:00

09:00

10:00

11:00

12:00

13:00

14:00

15:00

16:00

17:00

18:00

19:00

20:00

21:00

22:00

23:00

Juni 2020

	M	D	M	D	F	S	S
23	1	2	3	4	5	6	7
24	8	9	10	11	12	13	14
25	15	16	17	18	19	20	21
26	22	23	24	25	26	27	28
27	29	30					

DONNERSTAG
4. JUNI

06:00

07:00

08:00

09:00

10:00

11:00

12:00

13:00

14:00

15:00

16:00

17:00

18:00

19:00

20:00

21:00

22:00

23:00

Juni 2020

	M	D	M	D	F	S	S
23	1	2	3	4	5	6	7
24	8	9	10	11	12	13	14
25	15	16	17	18	19	20	21
26	22	23	24	25	26	27	28
27	29	30					

FREITAG
5. JUNI

06:00

07:00

08:00

09:00

10:00

11:00

12:00

13:00

14:00

15:00

16:00

17:00

18:00

19:00

20:00

21:00

22:00

23:00

Juni 2020

	M	D	M	D	F	S	S
23	1	2	3	4	5	6	7
24	8	9	10	11	12	13	14
25	15	16	17	18	19	20	21
26	22	23	24	25	26	27	28
27	29	30					

SAMSTAG
6. JUNI

Sehbehindertentag

06:00

07:00

08:00

09:00

10:00

11:00

12:00

13:00

14:00

15:00

16:00

17:00

18:00

19:00

20:00

21:00

22:00

23:00

Juni 2020

	M	D	M	D	F	S	S
23	1	2	3	4	5	6	7
24	8	9	10	11	12	13	14
25	15	16	17	18	19	20	21
26	22	23	24	25	26	27	28
27	29	30					

SONNTAG
7. JUNI

06:00

07:00

08:00

09:00

10:00

11:00

12:00

13:00

14:00

15:00

16:00

17:00

18:00

19:00

20:00

21:00

22:00

23:00

Juni 2020

	M	D	M	D	F	S	S
23	1	2	3	4	5	6	7
24	8	9	10	11	12	13	14
25	15	16	17	18	19	20	21
26	22	23	24	25	26	27	28
27	29	30					

MONTAG

8. JUNI

06:00

07:00

08:00

09:00

10:00

11:00

12:00

13:00

14:00

15:00

16:00

17:00

18:00

19:00

20:00

21:00

22:00

23:00

Juni 2020

	M	D	M	D	F	S	S
23	1	2	3	4	5	6	7
24	8	9	10	11	12	13	14
25	15	16	17	18	19	20	21
26	22	23	24	25	26	27	28
27	29	30					

DIENSTAG

9. JUNI

06:00

07:00

08:00

09:00

10:00

11:00

12:00

13:00

14:00

15:00

16:00

17:00

18:00

19:00

20:00

21:00

22:00

23:00

Juni 2020

	M	D	M	D	F	S	S
23	1	2	3	4	5	6	7
24	8	9	10	11	12	13	14
25	15	16	17	18	19	20	21
26	22	23	24	25	26	27	28
27	29	30					

MITTWOCH

10. JUNI

06:00

07:00

08:00

09:00

10:00

11:00

12:00

13:00

14:00

15:00

16:00

17:00

18:00

19:00

20:00

21:00

22:00

23:00

Juni 2020

	M	D	M	D	F	S	S
23	1	2	3	4	5	6	7
24	8	9	10	11	12	13	14
25	15	16	17	18	19	20	21
26	22	23	24	25	26	27	28
27	29	30					

DONNERSTAG
11. JUNI

Fronleichnam (viele
Regionen)

06:00

07:00

08:00

09:00

10:00

11:00

12:00

13:00

14:00

15:00

16:00

17:00

18:00

19:00

20:00

21:00

22:00

23:00

Juni 2020

	M	D	M	D	F	S	S
23	1	2	3	4	5	6	7
24	8	9	10	11	12	13	14
25	15	16	17	18	19	20	21
26	22	23	24	25	26	27	28
27	29	30					

FREITAG
12. JUNI

06:00

07:00

08:00

09:00

10:00

11:00

12:00

13:00

14:00

15:00

16:00

17:00

18:00

19:00

20:00

21:00

22:00

23:00

Juni 2020

	M	D	M	D	F	S	S
23	1	2	3	4	5	6	7
24	8	9	10	11	12	13	14
25	15	16	17	18	19	20	21
26	22	23	24	25	26	27	28
27	29	30					

SAMSTAG
13. JUNI

06:00

07:00

08:00

09:00

10:00

11:00

12:00

13:00

14:00

15:00

16:00

17:00

18:00

19:00

20:00

21:00

22:00

23:00

Juni 2020

	M	D	M	D	F	S	S
23	1	2	3	4	5	6	7
24	8	9	10	11	12	13	14
25	15	16	17	18	19	20	21
26	22	23	24	25	26	27	28
27	29	30					

SONNTAG
14. JUNI

06:00

07:00

08:00

09:00

10:00

11:00

12:00

13:00

14:00

15:00

16:00

17:00

18:00

19:00

20:00

21:00

22:00

23:00

Juni 2020

	M	D	M	D	F	S	S
23	1	2	3	4	5	6	7
24	8	9	10	11	12	13	14
25	15	16	17	18	19	20	21
26	22	23	24	25	26	27	28
27	29	30					

MONTAG
15. JUNI

06:00

07:00

08:00

09:00

10:00

11:00

12:00

13:00

14:00

15:00

16:00

17:00

18:00

19:00

20:00

21:00

22:00

23:00

Juni 2020

	M	D	M	D	F	S	S
23	1	2	3	4	5	6	7
24	8	9	10	11	12	13	14
25	15	16	17	18	19	20	21
26	22	23	24	25	26	27	28
27	29	30					

DIENSTAG
16. JUNI

06:00

07:00

08:00

09:00

10:00

11:00

12:00

13:00

14:00

15:00

16:00

17:00

18:00

19:00

20:00

21:00

22:00

23:00

Juni 2020

	M	D	M	D	F	S	S
23	1	2	3	4	5	6	7
24	8	9	10	11	12	13	14
25	15	16	17	18	19	20	21
26	22	23	24	25	26	27	28
27	29	30					

MITTWOCH
17. JUNI

06:00

07:00

08:00

09:00

10:00

11:00

12:00

13:00

14:00

15:00

16:00

17:00

18:00

19:00

20:00

21:00

22:00

23:00

Juni 2020

	M	D	M	D	F	S	S
23	1	2	3	4	5	6	7
24	8	9	10	11	12	13	14
25	15	16	17	18	19	20	21
26	22	23	24	25	26	27	28
27	29	30					

DONNERSTAG
18. JUNI

06:00

07:00

08:00

09:00

10:00

11:00

12:00

13:00

14:00

15:00

16:00

17:00

18:00

19:00

20:00

21:00

22:00

23:00

Juni 2020

	M	D	M	D	F	S	S
23	1	2	3	4	5	6	7
24	8	9	10	11	12	13	14
25	15	16	17	18	19	20	21
26	22	23	24	25	26	27	28
27	29	30					

FREITAG
19. JUNI

06:00

07:00

08:00

09:00

10:00

11:00

12:00

13:00

14:00

15:00

16:00

17:00

18:00

19:00

20:00

21:00

22:00

23:00

Juni 2020

	M	D	M	D	F	S	S
23	1	2	3	4	5	6	7
24	8	9	10	11	12	13	14
25	15	16	17	18	19	20	21
26	22	23	24	25	26	27	28
27	29	30					

SAMSTAG
20. JUNI

06:00

07:00

08:00

09:00

10:00

11:00

12:00

13:00

14:00

15:00

16:00

17:00

18:00

19:00

20:00

21:00

22:00

23:00

Juni 2020

	M	D	M	D	F	S	S
23	1	2	3	4	5	6	7
24	8	9	10	11	12	13	14
25	15	16	17	18	19	20	21
26	22	23	24	25	26	27	28
27	29	30					

SONNTAG
21. JUNI

Mobil ohne Auto

(autofreier Tag)

06:00

07:00

08:00

09:00

10:00

11:00

12:00

13:00

14:00

15:00

16:00

17:00

18:00

19:00

20:00

21:00

22:00

23:00

Juni 2020

	M	D	M	D	F	S	S
23	1	2	3	4	5	6	7
24	8	9	10	11	12	13	14
25	15	16	17	18	19	20	21
26	22	23	24	25	26	27	28
27	29	30					

MONTAG

22. JUNI

06:00

07:00

08:00

09:00

10:00

11:00

12:00

13:00

14:00

15:00

16:00

17:00

18:00

19:00

20:00

21:00

22:00

23:00

Juni 2020

	M	D	M	D	F	S	S
23	1	2	3	4	5	6	7
24	8	9	10	11	12	13	14
25	15	16	17	18	19	20	21
26	22	23	24	25	26	27	28
27	29	30					

DIENSTAG
23. JUNI

06:00

07:00

08:00

09:00

10:00

11:00

12:00

13:00

14:00

15:00

16:00

17:00

18:00

19:00

20:00

21:00

22:00

23:00

Juni 2020		M	D	M	D	F	S	S
23		1	2	3	4	5	6	7
24		8	9	10	11	12	13	14
25		15	16	17	18	19	20	21
26		22	23	24	25	26	27	28
27		29	30					

MITTWOCH
24. JUNI

06:00

07:00

08:00

09:00

10:00

11:00

12:00

13:00

14:00

15:00

16:00

17:00

18:00

19:00

20:00

21:00

22:00

23:00

Juni 2020

	M	D	M	D	F	S	S
23	1	2	3	4	5	6	7
24	8	9	10	11	12	13	14
25	15	16	17	18	19	20	21
26	22	23	24	25	26	27	28
27	29	30					

DONNERSTAG
25. JUNI

06:00

07:00

08:00

09:00

10:00

11:00

12:00

13:00

14:00

15:00

16:00

17:00

18:00

19:00

20:00

21:00

22:00

23:00

Juni 2020

	M	D	M	D	F	S	S
23	1	2	3	4	5	6	7
24	8	9	10	11	12	13	14
25	15	16	17	18	19	20	21
26	22	23	24	25	26	27	28
27	29	30					

FREITAG
26. JUNI

06:00

07:00

08:00

09:00

10:00

11:00

12:00

13:00

14:00

15:00

16:00

17:00

18:00

19:00

20:00

21:00

22:00

23:00

Juni 2020

	M	D	M	D	F	S	S
23	1	2	3	4	5	6	7
24	8	9	10	11	12	13	14
25	15	16	17	18	19	20	21
26	22	23	24	25	26	27	28
27	29	30					

SAMSTAG
27. JUNI

Tag der Architektur

06:00

07:00

08:00

09:00

10:00

11:00

12:00

13:00

14:00

15:00

16:00

17:00

18:00

19:00

20:00

21:00

22:00

23:00

Juni 2020

	M	D	M	D	F	S	S
23	1	2	3	4	5	6	7
24	8	9	10	11	12	13	14
25	15	16	17	18	19	20	21
26	22	23	24	25	26	27	28
27	29	30					

SONNTAG
28. JUNI

06:00

07:00

08:00

09:00

10:00

11:00

12:00

13:00

14:00

15:00

16:00

17:00

18:00

19:00

20:00

21:00

22:00

23:00

Juni 2020

	M	D	M	D	F	S	S
23	1	2	3	4	5	6	7
24	8	9	10	11	12	13	14
25	15	16	17	18	19	20	21
26	22	23	24	25	26	27	28
27	29	30					

MONTAG
29. JUNI

06:00

07:00

08:00

09:00

10:00

11:00

12:00

13:00

14:00

15:00

16:00

17:00

18:00

19:00

20:00

21:00

22:00

23:00

Juni 2020

	M	D	M	D	F	S	S
23	1	2	3	4	5	6	7
24	8	9	10	11	12	13	14
25	15	16	17	18	19	20	21
26	22	23	24	25	26	27	28
27	29	30					

DIENSTAG
30. JUNI

06:00

07:00

08:00

09:00

10:00

11:00

12:00

13:00

14:00

15:00

16:00

17:00

18:00

19:00

20:00

21:00

22:00

23:00

Juni 2020

	M	D	M	D	F	S	S
23	1	2	3	4	5	6	7
24	8	9	10	11	12	13	14
25	15	16	17	18	19	20	21
26	22	23	24	25	26	27	28
27	29	30					

MITTWOCH
1. JULI

06:00

07:00

08:00

09:00

10:00

11:00

12:00

13:00

14:00

15:00

16:00

17:00

18:00

19:00

20:00

21:00

22:00

23:00

Juli 2020

	M	D	M	D	F	S	S
27			1	2	3	4	5
28	6	7	8	9	10	11	12
29	13	14	15	16	17	18	19
30	20	21	22	23	24	25	26
31	27	28	29	30	31		

DONNERSTAG
2. JULI

06:00

07:00

08:00

09:00

10:00

11:00

12:00

13:00

14:00

15:00

16:00

17:00

18:00

19:00

20:00

21:00

22:00

23:00

Juli 2020

	M	D	M	D	F	S	S
27			1	2	3	4	5
28	6	7	8	9	10	11	12
29	13	14	15	16	17	18	19
30	20	21	22	23	24	25	26
31	27	28	29	30	31		

FREITAG
3. JULI

06:00

07:00

08:00

09:00

10:00

11:00

12:00

13:00

14:00

15:00

16:00

17:00

18:00

19:00

20:00

21:00

22:00

23:00

Juli 2020

	M	D	M	D	F	S	S
27		1	2	3	4	5	
28	6	7	8	9	10	11	12
29	13	14	15	16	17	18	19
30	20	21	22	23	24	25	26
31	27	28	29	30	31		

SAMSTAG
4. JULI

06:00

07:00

08:00

09:00

10:00

11:00

12:00

13:00

14:00

15:00

16:00

17:00

18:00

19:00

20:00

21:00

22:00

23:00

Juli 2020

	M	D	M	D	F	S	S
27		1	2	3	4	5	
28	6	7	8	9	10	11	12
29	13	14	15	16	17	18	19
30	20	21	22	23	24	25	26
31	27	28	29	30	31		

SONNTAG
5. JULI

06:00

07:00

08:00

09:00

10:00

11:00

12:00

13:00

14:00

15:00

16:00

17:00

18:00

19:00

20:00

21:00

22:00

23:00

Juli 2020

	M	D	M	D	F	S	S
27		1	2	3	4	5	
28	6	7	8	9	10	11	12
29	13	14	15	16	17	18	19
30	20	21	22	23	24	25	26
31	27	28	29	30	31		

MONTAG

6. JULI

06:00

07:00

08:00

09:00

10:00

11:00

12:00

13:00

14:00

15:00

16:00

17:00

18:00

19:00

20:00

21:00

22:00

23:00

Juli 2020

	M	D	M	D	F	S	S
27		1	2	3	4	5	
28	6	7	8	9	10	11	12
29	13	14	15	16	17	18	19
30	20	21	22	23	24	25	26
31	27	28	29	30	31		

DIENSTAG
7. JULI

06:00

07:00

08:00

09:00

10:00

11:00

12:00

13:00

14:00

15:00

16:00

17:00

18:00

19:00

20:00

21:00

22:00

23:00

Juli 2020						
	M	D	M	D	F	S	S
27			1	2	3	4	5
28	6	7	8	9	10	11	12
29	13	14	15	16	17	18	19
30	20	21	22	23	24	25	26
31	27	28	29	30	31		

MITTWOCH
8. JULI

06:00

07:00

08:00

09:00

10:00

11:00

12:00

13:00

14:00

15:00

16:00

17:00

18:00

19:00

20:00

21:00

22:00

23:00

Juli 2020						
	M	D	M	D	F	S	S
27			1	2	3	4	5
28	6	7	8	9	10	11	12
29	13	14	15	16	17	18	19
30	20	21	22	23	24	25	26
31	27	28	29	30	31		

DONNERSTAG
9. JULI

06:00

07:00

08:00

09:00

10:00

11:00

12:00

13:00

14:00

15:00

16:00

17:00

18:00

19:00

20:00

21:00

22:00

23:00

Juli 2020

	M	D	M	D	F	S	S
27			1	2	3	4	5
28	6	7	8	9	10	11	12
29	13	14	15	16	17	18	19
30	20	21	22	23	24	25	26
31	27	28	29	30	31		

FREITAG
10. JULI

06:00

07:00

08:00

09:00

10:00

11:00

12:00

13:00

14:00

15:00

16:00

17:00

18:00

19:00

20:00

21:00

22:00

23:00

Juli 2020

	M	D	M	D	F	S	S
27			1	2	3	4	5
28	6	7	8	9	10	11	12
29	13	14	15	16	17	18	19
30	20	21	22	23	24	25	26
31	27	28	29	30	31		

SAMSTAG
11. JULI

06:00

07:00

08:00

09:00

10:00

11:00

12:00

13:00

14:00

15:00

16:00

17:00

18:00

19:00

20:00

21:00

22:00

23:00

Juli 2020

	M	D	M	D	F	S	S
27		1	2	3	4	5
28	6	7	8	9	10	11	12
29	13	14	15	16	17	18	19
30	20	21	22	23	24	25	26
31	27	28	29	30	31		

SONNTAG
12. JULI

06:00

07:00

08:00

09:00

10:00

11:00

12:00

13:00

14:00

15:00

16:00

17:00

18:00

19:00

20:00

21:00

22:00

23:00

Juli 2020

	M	D	M	D	F	S	S
27		1	2	3	4	5	
28	6	7	8	9	10	11	12
29	13	14	15	16	17	18	19
30	20	21	22	23	24	25	26
31	27	28	29	30	31		

MONTAG

13. JULI

06:00

07:00

08:00

09:00

10:00

11:00

12:00

13:00

14:00

15:00

16:00

17:00

18:00

19:00

20:00

21:00

22:00

23:00

Juli 2020						
	M	D	M	D	F	S	S
27		1	2	3	4	5
28	6	7	8	9	10	11	12
29	13	14	15	16	17	18	19
30	20	21	22	23	24	25	26
31	27	28	29	30	31		

DIENSTAG
14. JULI

06:00

07:00

08:00

09:00

10:00

11:00

12:00

13:00

14:00

15:00

16:00

17:00

18:00

19:00

20:00

21:00

22:00

23:00

Juli 2020

	M	D	M	D	F	S	S
27			1	2	3	4	5
28	6	7	8	9	10	11	12
29	13	14	15	16	17	18	19
30	20	21	22	23	24	25	26
31	27	28	29	30	31		

MITTWOCH
15. JULI

06:00

07:00

08:00

09:00

10:00

11:00

12:00

13:00

14:00

15:00

16:00

17:00

18:00

19:00

20:00

21:00

22:00

23:00

Juli 2020						
	M	D	M	D	F	S	S
27		1	2	3	4	5
28	6	7	8	9	10	11	12
29	13	14	15	16	17	18	19
30	20	21	22	23	24	25	26
31	27	28	29	30	31		

DONNERSTAG
16. JULI

06:00

07:00

08:00

09:00

10:00

11:00

12:00

13:00

14:00

15:00

16:00

17:00

18:00

19:00

20:00

21:00

22:00

23:00

Juli 2020

	M	D	M	D	F	S	S
27			1	2	3	4	5
28	6	7	8	9	10	11	12
29	13	14	15	16	17	18	19
30	20	21	22	23	24	25	26
31	27	28	29	30	31		

FREITAG

17. JULI

06:00

07:00

08:00

09:00

10:00

11:00

12:00

13:00

14:00

15:00

16:00

17:00

18:00

19:00

20:00

21:00

22:00

23:00

Juli 2020

	M	D	M	D	F	S	S
27		1	2	3	4	5
28	6	7	8	9	10	11	12
29	13	14	15	16	17	18	19
30	20	21	22	23	24	25	26
31	27	28	29	30	31		

SAMSTAG
18. JULI

06:00

07:00

08:00

09:00

10:00

11:00

12:00

13:00

14:00

15:00

16:00

17:00

18:00

19:00

20:00

21:00

22:00

23:00

Juli 2020

	M	D	M	D	F	S	S
27			1	2	3	4	5
28	6	7	8	9	10	11	12
29	13	14	15	16	17	18	19
30	20	21	22	23	24	25	26
31	27	28	29	30	31		

SONNTAG
19. JULI

06:00

07:00

08:00

09:00

10:00

11:00

12:00

13:00

14:00

15:00

16:00

17:00

18:00

19:00

20:00

21:00

22:00

23:00

Juli 2020

	M	D	M	D	F	S	S
27		1	2	3	4	5	
28	6	7	8	9	10	11	12
29	13	14	15	16	17	18	19
30	20	21	22	23	24	25	26
31	27	28	29	30	31		

MONTAG
20. JULI

06:00

07:00

08:00

09:00

10:00

11:00

12:00

13:00

14:00

15:00

16:00

17:00

18:00

19:00

20:00

21:00

22:00

23:00

Juli 2020

	M	D	M	D	F	S	S
27		1	2	3	4	5	
28	6	7	8	9	10	11	12
29	13	14	15	16	17	18	19
30	20	21	22	23	24	25	26
31	27	28	29	30	31		

DIENSTAG
21. JULI

06:00

07:00

08:00

09:00

10:00

11:00

12:00

13:00

14:00

15:00

16:00

17:00

18:00

19:00

20:00

21:00

22:00

23:00

Juli 2020

	M	D	M	D	F	S	S
27		1	2	3	4	5	
28	6	7	8	9	10	11	12
29	13	14	15	16	17	18	19
30	20	21	22	23	24	25	26
31	27	28	29	30	31		

MITTWOCH
22. JULI

06:00

07:00

08:00

09:00

10:00

11:00

12:00

13:00

14:00

15:00

16:00

17:00

18:00

19:00

20:00

21:00

22:00

23:00

Juli 2020

	M	D	M	D	F	S	S
27			1	2	3	4	5
28	6	7	8	9	10	11	12
29	13	14	15	16	17	18	19
30	20	21	22	23	24	25	26
31	27	28	29	30	31		

DONNERSTAG
23. JULI

06:00

07:00

08:00

09:00

10:00

11:00

12:00

13:00

14:00

15:00

16:00

17:00

18:00

19:00

20:00

21:00

22:00

23:00

Juli 2020

	M	D	M	D	F	S	S
27			1	2	3	4	5
28	6	7	8	9	10	11	12
29	13	14	15	16	17	18	19
30	20	21	22	23	24	25	26
31	27	28	29	30	31		

FREITAG
24. JULI

06:00

07:00

08:00

09:00

10:00

11:00

12:00

13:00

14:00

15:00

16:00

17:00

18:00

19:00

20:00

21:00

22:00

23:00

Juli 2020

	M	D	M	D	F	S	S
27			1	2	3	4	5
28	6	7	8	9	10	11	12
29	13	14	15	16	17	18	19
30	20	21	22	23	24	25	26
31	27	28	29	30	31		

SAMSTAG
25. JULI

06:00

07:00

08:00

09:00

10:00

11:00

12:00

13:00

14:00

15:00

16:00

17:00

18:00

19:00

20:00

21:00

22:00

23:00

Juli 2020

	M	D	M	D	F	S	S
27		1	2	3	4	5	
28	6	7	8	9	10	11	12
29	13	14	15	16	17	18	19
30	20	21	22	23	24	25	26
31	27	28	29	30	31		

SONNTAG
26. JULI

06:00

07:00

08:00

09:00

10:00

11:00

12:00

13:00

14:00

15:00

16:00

17:00

18:00

19:00

20:00

21:00

22:00

23:00

Juli 2020

	M	D	M	D	F	S	S
27		1	2	3	4	5
28	6	7	8	9	10	11	12
29	13	14	15	16	17	18	19
30	20	21	22	23	24	25	26
31	27	28	29	30	31		

MONTAG
27. JULI

06:00

07:00

08:00

09:00

10:00

11:00

12:00

13:00

14:00

15:00

16:00

17:00

18:00

19:00

20:00

21:00

22:00

23:00

Juli 2020

	M	D	M	D	F	S	S
27		1	2	3	4	5	
28	6	7	8	9	10	11	12
29	13	14	15	16	17	18	19
30	20	21	22	23	24	25	26
31	27	28	29	30	31		

DIENSTAG
28. JULI

06:00

07:00

08:00

09:00

10:00

11:00

12:00

13:00

14:00

15:00

16:00

17:00

18:00

19:00

20:00

21:00

22:00

23:00

Juli 2020

	M	D	M	D	F	S	S
27			1	2	3	4	5
28	6	7	8	9	10	11	12
29	13	14	15	16	17	18	19
30	20	21	22	23	24	25	26
31	27	28	29	30	31		

MITTWOCH

29. JULI

06:00

07:00

08:00

09:00

10:00

11:00

12:00

13:00

14:00

15:00

16:00

17:00

18:00

19:00

20:00

21:00

22:00

23:00

Juli 2020

	M	D	M	D	F	S	S
27			1	2	3	4	5
28	6	7	8	9	10	11	12
29	13	14	15	16	17	18	19
30	20	21	22	23	24	25	26
31	27	28	29	30	31		

DONNERSTAG
30. JULI

06:00

07:00

08:00

09:00

10:00

11:00

12:00

13:00

14:00

15:00

16:00

17:00

18:00

19:00

20:00

21:00

22:00

23:00

Juli 2020

	M	D	M	D	F	S	S
27			1	2	3	4	5
28	6	7	8	9	10	11	12
29	13	14	15	16	17	18	19
30	20	21	22	23	24	25	26
31	27	28	29	30	31		

FREITAG
31. JULI

06:00

07:00

08:00

09:00

10:00

11:00

12:00

13:00

14:00

15:00

16:00

17:00

18:00

19:00

20:00

21:00

22:00

23:00

Juli 2020

	M	D	M	D	F	S	S
27			1	2	3	4	5
28	6	7	8	9	10	11	12
29	13	14	15	16	17	18	19
30	20	21	22	23	24	25	26
31	27	28	29	30	31		

SAMSTAG
1. AUGUST

06:00

07:00

08:00

09:00

10:00

11:00

12:00

13:00

14:00

15:00

16:00

17:00

18:00

19:00

20:00

21:00

22:00

23:00

August 2020

	M	D	M	D	F	S	S
31						1	2
32	3	4	5	6	7	8	9
33	10	11	12	13	14	15	16
34	17	18	19	20	21	22	23
35	24	25	26	27	28	29	30
36	31						

SONNTAG
2. AUGUST

06:00

07:00

08:00

09:00

10:00

11:00

12:00

13:00

14:00

15:00

16:00

17:00

18:00

19:00

20:00

21:00

22:00

23:00

| August 2020 | | | | | | |
M	D	M	D	F	S	S
31					1	2
32 3	4	5	6	7	8	9
33 10	11	12	13	14	15	16
34 17	18	19	20	21	22	23
35 24	25	26	27	28	29	30
36 31						

MONTAG
3. AUGUST

06:00

07:00

08:00

09:00

10:00

11:00

12:00

13:00

14:00

15:00

16:00

17:00

18:00

19:00

20:00

21:00

22:00

23:00

		August 2020				
	M	D	M	D	F	S	S
31						1	2
32	3	4	5	6	7	8	9
33	10	11	12	13	14	15	16
34	17	18	19	20	21	22	23
35	24	25	26	27	28	29	30
36	31						

DIENSTAG
4. AUGUST

06:00

07:00

08:00

09:00

10:00

11:00

12:00

13:00

14:00

15:00

16:00

17:00

18:00

19:00

20:00

21:00

22:00

23:00

August 2020						
M	D	M	D	F	S	S
31					1	2
32 3	4	5	6	7	8	9
33 10	11	12	13	14	15	16
34 17	18	19	20	21	22	23
35 24	25	26	27	28	29	30
36 31						

MITTWOCH
5. AUGUST

06:00

07:00

08:00

09:00

10:00

11:00

12:00

13:00

14:00

15:00

16:00

17:00

18:00

19:00

20:00

21:00

22:00

23:00

August 2020

	M	D	M	D	F	S	S
31						1	2
32	3	4	5	6	7	8	9
33	10	11	12	13	14	15	16
34	17	18	19	20	21	22	23
35	24	25	26	27	28	29	30
36	31						

DONNERSTAG
6. AUGUST

06:00

07:00

08:00

09:00

10:00

11:00

12:00

13:00

14:00

15:00

16:00

17:00

18:00

19:00

20:00

21:00

22:00

23:00

August 2020						
M	D	M	D	F	S	S
31					1	2
32	3	4	5	6	7	8	9
33	10	11	12	13	14	15	16
34	17	18	19	20	21	22	23
35	24	25	26	27	28	29	30
36	31						

FREITAG
7. AUGUST

06:00

07:00

08:00

09:00

10:00

11:00

12:00

13:00

14:00

15:00

16:00

17:00

18:00

19:00

20:00

21:00

22:00

23:00

August 2020

	M	D	M	D	F	S	S
31						1	2
32	3	4	5	6	7	8	9
33	10	11	12	13	14	15	16
34	17	18	19	20	21	22	23
35	24	25	26	27	28	29	30
36	31						

SAMSTAG
8. AUGUST

06:00

07:00

08:00

09:00

10:00

11:00

12:00

13:00

14:00

15:00

16:00

17:00

18:00

19:00

20:00

21:00

22:00

23:00

			August 2020			
	M	D	M	D	F	S	S
31						1	2
32	3	4	5	6	7	8	9
33	10	11	12	13	14	15	16
34	17	18	19	20	21	22	23
35	24	25	26	27	28	29	30
36	31						

SONNTAG
9. AUGUST

06:00

07:00

08:00

09:00

10:00

11:00

12:00

13:00

14:00

15:00

16:00

17:00

18:00

19:00

20:00

21:00

22:00

23:00

August 2020

	M	D	M	D	F	S	S
31						1	2
32	3	4	5	6	7	8	9
33	10	11	12	13	14	15	16
34	17	18	19	20	21	22	23
35	24	25	26	27	28	29	30
36	31						

MONTAG
10. AUGUST

06:00

07:00

08:00

09:00

10:00

11:00

12:00

13:00

14:00

15:00

16:00

17:00

18:00

19:00

20:00

21:00

22:00

23:00

August 2020						
	M	D	M	D	F	S	S
31						1	2
32	3	4	5	6	7	8	9
33	10	11	12	13	14	15	16
34	17	18	19	20	21	22	23
35	24	25	26	27	28	29	30
36	31						

DIENSTAG
11. AUGUST

06:00

07:00

08:00

09:00

10:00

11:00

12:00

13:00

14:00

15:00

16:00

17:00

18:00

19:00

20:00

21:00

22:00

23:00

	August 2020						
	M	D	M	D	F	S	S
31						1	2
32	3	4	5	6	7	8	9
33	10	11	12	13	14	15	16
34	17	18	19	20	21	22	23
35	24	25	26	27	28	29	30
36	31						

MITTWOCH
12. AUGUST

06:00

07:00

08:00

09:00

10:00

11:00

12:00

13:00

14:00

15:00

16:00

17:00

18:00

19:00

20:00

21:00

22:00

23:00

August 2020

	M	D	M	D	F	S	S
31						1	2
32	3	4	5	6	7	8	9
33	10	11	12	13	14	15	16
34	17	18	19	20	21	22	23
35	24	25	26	27	28	29	30
36	31						

DONNERSTAG
13. AUGUST

06:00

07:00

08:00

09:00

10:00

11:00

12:00

13:00

14:00

15:00

16:00

17:00

18:00

19:00

20:00

21:00

22:00

23:00

August 2020

	M	D	M	D	F	S	S
31						1	2
32	3	4	5	6	7	8	9
33	10	11	12	13	14	15	16
34	17	18	19	20	21	22	23
35	24	25	26	27	28	29	30
36	31						

FREITAG
14. AUGUST

06:00

07:00

08:00

09:00

10:00

11:00

12:00

13:00

14:00

15:00

16:00

17:00

18:00

19:00

20:00

21:00

22:00

23:00

August 2020

	M	D	M	D	F	S	S
31						1	2
32	3	4	5	6	7	8	9
33	10	11	12	13	14	15	16
34	17	18	19	20	21	22	23
35	24	25	26	27	28	29	30
36	31						

SAMSTAG
15. AUGUST

Mariä Himmelfahrt
(Bayern, Saarland)

06:00

07:00

08:00

09:00

10:00

11:00

12:00

13:00

14:00

15:00

16:00

17:00

18:00

19:00

20:00

21:00

22:00

23:00

August 2020

	M	D	M	D	F	S	S
31						1	2
32	3	4	5	6	7	8	9
33	10	11	12	13	14	15	16
34	17	18	19	20	21	22	23
35	24	25	26	27	28	29	30
36	31						

SONNTAG
16. AUGUST

06:00

07:00

08:00

09:00

10:00

11:00

12:00

13:00

14:00

15:00

16:00

17:00

18:00

19:00

20:00

21:00

22:00

23:00

August 2020						
M	D	M	D	F	S	S
31					1	2
32 3	4	5	6	7	8	9
33 10	11	12	13	14	15	16
34 17	18	19	20	21	22	23
35 24	25	26	27	28	29	30
36 31						

MONTAG
17. AUGUST

06:00

07:00

08:00

09:00

10:00

11:00

12:00

13:00

14:00

15:00

16:00

17:00

18:00

19:00

20:00

21:00

22:00

23:00

August 2020

	M	D	M	D	F	S	S
31						1	2
32	3	4	5	6	7	8	9
33	10	11	12	13	14	15	16
34	17	18	19	20	21	22	23
35	24	25	26	27	28	29	30
36	31						

DIENSTAG
18. AUGUST

06:00

07:00

08:00

09:00

10:00

11:00

12:00

13:00

14:00

15:00

16:00

17:00

18:00

19:00

20:00

21:00

22:00

23:00

August 2020						
31	M	D	M	D	F	S	S
31						1	2
32	3	4	5	6	7	8	9
33	10	11	12	13	14	15	16
34	17	18	19	20	21	22	23
35	24	25	26	27	28	29	30
36	31						

MITTWOCH
19. AUGUST

06:00

07:00

08:00

09:00

10:00

11:00

12:00

13:00

14:00

15:00

16:00

17:00

18:00

19:00

20:00

21:00

22:00

23:00

August 2020

	M	D	M	D	F	S	S
31						1	2
32	3	4	5	6	7	8	9
33	10	11	12	13	14	15	16
34	17	18	19	20	21	22	23
35	24	25	26	27	28	29	30
36	31						

DONNERSTAG
20. AUGUST

06:00

07:00

08:00

09:00

10:00

11:00

12:00

13:00

14:00

15:00

16:00

17:00

18:00

19:00

20:00

21:00

22:00

23:00

August 2020

	M	D	M	D	F	S	S
31						1	2
32	3	4	5	6	7	8	9
33	10	11	12	13	14	15	16
34	17	18	19	20	21	22	23
35	24	25	26	27	28	29	30
36	31						

FREITAG
21. AUGUST

06:00

07:00

08:00

09:00

10:00

11:00

12:00

13:00

14:00

15:00

16:00

17:00

18:00

19:00

20:00

21:00

22:00

23:00

August 2020

	M	D	M	D	F	S	S
31						1	2
32	3	4	5	6	7	8	9
33	10	11	12	13	14	15	16
34	17	18	19	20	21	22	23
35	24	25	26	27	28	29	30
36	31						

SAMSTAG
22. AUGUST

06:00

07:00

08:00

09:00

10:00

11:00

12:00

13:00

14:00

15:00

16:00

17:00

18:00

19:00

20:00

21:00

22:00

23:00

August 2020

	M	D	M	D	F	S	S
31						1	2
32	3	4	5	6	7	8	9
33	10	11	12	13	14	15	16
34	17	18	19	20	21	22	23
35	24	25	26	27	28	29	30
36	31						

SONNTAG
23. AUGUST

06:00

07:00

08:00

09:00

10:00

11:00

12:00

13:00

14:00

15:00

16:00

17:00

18:00

19:00

20:00

21:00

22:00

23:00

| August 2020 | | | | | | |
M	D	M	D	F	S	S
31					1	2
32 3	4	5	6	7	8	9
33 10	11	12	13	14	15	16
34 17	18	19	20	21	22	23
35 24	25	26	27	28	29	30
36 31						

MONTAG
24. AUGUST

06:00

07:00

08:00

09:00

10:00

11:00

12:00

13:00

14:00

15:00

16:00

17:00

18:00

19:00

20:00

21:00

22:00

23:00

August 2020

	M	D	M	D	F	S	S
31						1	2
32	3	4	5	6	7	8	9
33	10	11	12	13	14	15	16
34	17	18	19	20	21	22	23
35	24	25	26	27	28	29	30
36	31						

DIENSTAG
25. AUGUST

06:00

07:00

08:00

09:00

10:00

11:00

12:00

13:00

14:00

15:00

16:00

17:00

18:00

19:00

20:00

21:00

22:00

23:00

August 2020

	M	D	M	D	F	S	S
31						1	2
32	3	4	5	6	7	8	9
33	10	11	12	13	14	15	16
34	17	18	19	20	21	22	23
35	24	25	26	27	28	29	30
36	31						

MITTWOCH
26. AUGUST

06:00

07:00

08:00

09:00

10:00

11:00

12:00

13:00

14:00

15:00

16:00

17:00

18:00

19:00

20:00

21:00

22:00

23:00

August 2020						
	M	D	M	D	F	S	S
31						1	2
32	3	4	5	6	7	8	9
33	10	11	12	13	14	15	16
34	17	18	19	20	21	22	23
35	24	25	26	27	28	29	30
36	31						

DONNERSTAG
27. AUGUST

06:00

07:00

08:00

09:00

10:00

11:00

12:00

13:00

14:00

15:00

16:00

17:00

18:00

19:00

20:00

21:00

22:00

23:00

August 2020

	M	D	M	D	F	S	S
31						1	2
32	3	4	5	6	7	8	9
33	10	11	12	13	14	15	16
34	17	18	19	20	21	22	23
35	24	25	26	27	28	29	30
36	31						

FREITAG

28. AUGUST

06:00

07:00

08:00

09:00

10:00

11:00

12:00

13:00

14:00

15:00

16:00

17:00

18:00

19:00

20:00

21:00

22:00

23:00

August 2020

	M	D	M	D	F	S	S
31						1	2
32	3	4	5	6	7	8	9
33	10	11	12	13	14	15	16
34	17	18	19	20	21	22	23
35	24	25	26	27	28	29	30
36	31						

SAMSTAG
29. AUGUST

06:00

07:00

08:00

09:00

10:00

11:00

12:00

13:00

14:00

15:00

16:00

17:00

18:00

19:00

20:00

21:00

22:00

23:00

August 2020

	M	D	M	D	F	S	S
31						1	2
32	3	4	5	6	7	8	9
33	10	11	12	13	14	15	16
34	17	18	19	20	21	22	23
35	24	25	26	27	28	29	30
36	31						

SONNTAG
30. AUGUST

06:00

07:00

08:00

09:00

10:00

11:00

12:00

13:00

14:00

15:00

16:00

17:00

18:00

19:00

20:00

21:00

22:00

23:00

| August 2020 | | | | | | |
M	D	M	D	F	S	S
31					1	2
32 3	4	5	6	7	8	9
33 10	11	12	13	14	15	16
34 17	18	19	20	21	22	23
35 24	25	26	27	28	29	30
36 31						

MONTAG
31. AUGUST

06:00

07:00

08:00

09:00

10:00

11:00

12:00

13:00

14:00

15:00

16:00

17:00

18:00

19:00

20:00

21:00

22:00

23:00

August 2020						
M	D	M	D	F	S	S
31					1	2
32 3	4	5	6	7	8	9
33 10	11	12	13	14	15	16
34 17	18	19	20	21	22	23
35 24	25	26	27	28	29	30
36 31						

DIENSTAG
1. SEPTEMBER

Antikriegstag

06:00

07:00

08:00

09:00

10:00

11:00

12:00

13:00

14:00

15:00

16:00

17:00

18:00

19:00

20:00

21:00

22:00

23:00

September 2020						
	M	D	M	D	F	S	S
36	1	2	3	4	5	6
37	7	8	9	10	11	12	13
38	14	15	16	17	18	19	20
39	21	22	23	24	25	26	27
40	28	29	30				

MITTWOCH
2. SEPTEMBER

06:00

07:00

08:00

09:00

10:00

11:00

12:00

13:00

14:00

15:00

16:00

17:00

18:00

19:00

20:00

21:00

22:00

23:00

September 2020

	M	D	M	D	F	S	S
36		1	2	3	4	5	6
37	7	8	9	10	11	12	13
38	14	15	16	17	18	19	20
39	21	22	23	24	25	26	27
40	28	29	30				

DONNERSTAG
3. SEPTEMBER

06:00

07:00

08:00

09:00

10:00

11:00

12:00

13:00

14:00

15:00

16:00

17:00

18:00

19:00

20:00

21:00

22:00

23:00

September 2020

	M	D	M	D	F	S	S
36		1	2	3	4	5	6
37	7	8	9	10	11	12	13
38	14	15	16	17	18	19	20
39	21	22	23	24	25	26	27
40	28	29	30				

FREITAG
4. SEPTEMBER

06:00

07:00

08:00

09:00

10:00

11:00

12:00

13:00

14:00

15:00

16:00

17:00

18:00

19:00

20:00

21:00

22:00

23:00

September 2020

	M	D	M	D	F	S	S
36		1	2	3	4	5	6
37	7	8	9	10	11	12	13
38	14	15	16	17	18	19	20
39	21	22	23	24	25	26	27
40	28	29	30				

SAMSTAG
5. SEPTEMBER

06:00

07:00

08:00

09:00

10:00

11:00

12:00

13:00

14:00

15:00

16:00

17:00

18:00

19:00

20:00

21:00

22:00

23:00

September 2020

	M	D	M	D	F	S	S
36		1	2	3	4	5	6
37	7	8	9	10	11	12	13
38	14	15	16	17	18	19	20
39	21	22	23	24	25	26	27
40	28	29	30				

SONNTAG
6. SEPTEMBER

06:00

07:00

08:00

09:00

10:00

11:00

12:00

13:00

14:00

15:00

16:00

17:00

18:00

19:00

20:00

21:00

22:00

23:00

September 2020

	M	D	M	D	F	S	S
36		1	2	3	4	5	6
37	7	8	9	10	11	12	13
38	14	15	16	17	18	19	20
39	21	22	23	24	25	26	27
40	28	29	30				

MONTAG
7. SEPTEMBER

06:00

07:00

08:00

09:00

10:00

11:00

12:00

13:00

14:00

15:00

16:00

17:00

18:00

19:00

20:00

21:00

22:00

23:00

September 2020						
	M	D	M	D	F	S	S
36		1	2	3	4	5	6
37	7	8	9	10	11	12	13
38	14	15	16	17	18	19	20
39	21	22	23	24	25	26	27
40	28	29	30				

DIENSTAG
8. SEPTEMBER

06:00

07:00

08:00

09:00

10:00

11:00

12:00

13:00

14:00

15:00

16:00

17:00

18:00

19:00

20:00

21:00

22:00

23:00

September 2020

	M	D	M	D	F	S	S
36		1	2	3	4	5	6
37	7	8	9	10	11	12	13
38	14	15	16	17	18	19	20
39	21	22	23	24	25	26	27
40	28	29	30				

MITTWOCH
9. SEPTEMBER

06:00

07:00

08:00

09:00

10:00

11:00

12:00

13:00

14:00

15:00

16:00

17:00

18:00

19:00

20:00

21:00

22:00

23:00

September 2020

	M	D	M	D	F	S	S
36		1	2	3	4	5	6
37	7	8	9	10	11	12	13
38	14	15	16	17	18	19	20
39	21	22	23	24	25	26	27
40	28	29	30				

DONNERSTAG
10. SEPTEMBER

06:00

07:00

08:00

09:00

10:00

11:00

12:00

13:00

14:00

15:00

16:00

17:00

18:00

19:00

20:00

21:00

22:00

23:00

| September 2020 | | | | | | |
M	D	M	D	F	S	S
36	1	2	3	4	5	6
37 7	8	9	10	11	12	13
38 14	15	16	17	18	19	20
39 21	22	23	24	25	26	27
40 28	29	30				

FREITAG
11. SEPTEMBER

06:00

07:00

08:00

09:00

10:00

11:00

12:00

13:00

14:00

15:00

16:00

17:00

18:00

19:00

20:00

21:00

22:00

23:00

September 2020

	M	D	M	D	F	S	S
36		1	2	3	4	5	6
37	7	8	9	10	11	12	13
38	14	15	16	17	18	19	20
39	21	22	23	24	25	26	27
40	28	29	30				

SAMSTAG
12. SEPTEMBER

Tag der Deutschen
Sprache

06:00

07:00

08:00

09:00

10:00

11:00

12:00

13:00

14:00

15:00

16:00

17:00

18:00

19:00

20:00

21:00

22:00

23:00

September 2020						
	M	D	M	D	F	S	S
36		1	2	3	4	5	6
37	7	8	9	10	11	12	13
38	14	15	16	17	18	19	20
39	21	22	23	24	25	26	27
40	28	29	30				

SONNTAG
13. SEPTEMBER

Tag des offenen

Denkmals

06:00

07:00

08:00

09:00

10:00

11:00

12:00

13:00

14:00

15:00

16:00

17:00

18:00

19:00

20:00

21:00

22:00

23:00

September 2020

	M	D	M	D	F	S	S
36		1	2	3	4	5	6
37	7	8	9	10	11	12	13
38	14	15	16	17	18	19	20
39	21	22	23	24	25	26	27
40	28	29	30				

MONTAG
14. SEPTEMBER

06:00

07:00

08:00

09:00

10:00

11:00

12:00

13:00

14:00

15:00

16:00

17:00

18:00

19:00

20:00

21:00

22:00

23:00

September 2020

	M	D	M	D	F	S	S
36		1	2	3	4	5	6
37	7	8	9	10	11	12	13
38	14	15	16	17	18	19	20
39	21	22	23	24	25	26	27
40	28	29	30				

DIENSTAG
15. SEPTEMBER

06:00

07:00

08:00

09:00

10:00

11:00

12:00

13:00

14:00

15:00

16:00

17:00

18:00

19:00

20:00

21:00

22:00

23:00

September 2020						
	M	D	M	D	F	S	S
36		1	2	3	4	5	6
37	7	8	9	10	11	12	13
38	14	15	16	17	18	19	20
39	21	22	23	24	25	26	27
40	28	29	30				

MITTWOCH
16. SEPTEMBER

06:00

07:00

08:00

09:00

10:00

11:00

12:00

13:00

14:00

15:00

16:00

17:00

18:00

19:00

20:00

21:00

22:00

23:00

September 2020

	M	D	M	D	F	S	S
36		1	2	3	4	5	6
37	7	8	9	10	11	12	13
38	14	15	16	17	18	19	20
39	21	22	23	24	25	26	27
40	28	29	30				

DONNERSTAG
17. SEPTEMBER

06:00

07:00

08:00

09:00

10:00

11:00

12:00

13:00

14:00

15:00

16:00

17:00

18:00

19:00

20:00

21:00

22:00

23:00

September 2020

	M	D	M	D	F	S	S
36		1	2	3	4	5	6
37	7	8	9	10	11	12	13
38	14	15	16	17	18	19	20
39	21	22	23	24	25	26	27
40	28	29	30				

FREITAG
18. SEPTEMBER

06:00

07:00

08:00

09:00

10:00

11:00

12:00

13:00

14:00

15:00

16:00

17:00

18:00

19:00

20:00

21:00

22:00

23:00

September 2020

	M	D	M	D	F	S	S
36		1	2	3	4	5	6
37	7	8	9	10	11	12	13
38	14	15	16	17	18	19	20
39	21	22	23	24	25	26	27
40	28	29	30				

SAMSTAG
19. SEPTEMBER

06:00

07:00

08:00

09:00

10:00

11:00

12:00

13:00

14:00

15:00

16:00

17:00

18:00

19:00

20:00

21:00

22:00

23:00

September 2020

	M	D	M	D	F	S	S
36		1	2	3	4	5	6
37	7	8	9	10	11	12	13
38	14	15	16	17	18	19	20
39	21	22	23	24	25	26	27
40	28	29	30				

SONNTAG
20. SEPTEMBER

06:00	Weltkindertag
	(Thüringen)
07:00	Weltkindertag
08:00	
09:00	
10:00	
11:00	
12:00	
13:00	
14:00	
15:00	
16:00	
17:00	
18:00	
19:00	
20:00	
21:00	
22:00	
23:00	

September 2020

	M	D	M	D	F	S	S
36		1	2	3	4	5	6
37	7	8	9	10	11	12	13
38	14	15	16	17	18	19	20
39	21	22	23	24	25	26	27
40	28	29	30				

MONTAG
21. SEPTEMBER

06:00

07:00

08:00

09:00

10:00

11:00

12:00

13:00

14:00

15:00

16:00

17:00

18:00

19:00

20:00

21:00

22:00

23:00

September 2020

	M	D	M	D	F	S	S
36		1	2	3	4	5	6
37	7	8	9	10	11	12	13
38	14	15	16	17	18	19	20
39	21	22	23	24	25	26	27
40	28	29	30				

DIENSTAG
22. SEPTEMBER

06:00

07:00

08:00

09:00

10:00

11:00

12:00

13:00

14:00

15:00

16:00

17:00

18:00

19:00

20:00

21:00

22:00

23:00

September 2020

	M	D	M	D	F	S	S
36		1	2	3	4	5	6
37	7	8	9	10	11	12	13
38	14	15	16	17	18	19	20
39	21	22	23	24	25	26	27
40	28	29	30				

MITTWOCH
23. SEPTEMBER

06:00

07:00

08:00

09:00

10:00

11:00

12:00

13:00

14:00

15:00

16:00

17:00

18:00

19:00

20:00

21:00

22:00

23:00

September 2020

	M	D	M	D	F	S	S
36		1	2	3	4	5	6
37	7	8	9	10	11	12	13
38	14	15	16	17	18	19	20
39	21	22	23	24	25	26	27
40	28	29	30				

DONNERSTAG
24. SEPTEMBER

06:00

07:00

08:00

09:00

10:00

11:00

12:00

13:00

14:00

15:00

16:00

17:00

18:00

19:00

20:00

21:00

22:00

23:00

September 2020

	M	D	M	D	F	S	S
36		1	2	3	4	5	6
37	7	8	9	10	11	12	13
38	14	15	16	17	18	19	20
39	21	22	23	24	25	26	27
40	28	29	30				

FREITAG
25. SEPTEMBER

06:00

07:00

08:00

09:00

10:00

11:00

12:00

13:00

14:00

15:00

16:00

17:00

18:00

19:00

20:00

21:00

22:00

23:00

September 2020

	M	D	M	D	F	S	S
36		1	2	3	4	5	6
37	7	8	9	10	11	12	13
38	14	15	16	17	18	19	20
39	21	22	23	24	25	26	27
40	28	29	30				

SAMSTAG
26. SEPTEMBER

06:00

07:00

08:00

09:00

10:00

11:00

12:00

13:00

14:00

15:00

16:00

17:00

18:00

19:00

20:00

21:00

22:00

23:00

September 2020

	M	D	M	D	F	S	S
36		1	2	3	4	5	6
37	7	8	9	10	11	12	13
38	14	15	16	17	18	19	20
39	21	22	23	24	25	26	27
40	28	29	30				

SONNTAG
27. SEPTEMBER

06:00

07:00

08:00

09:00

10:00

11:00

12:00

13:00

14:00

15:00

16:00

17:00

18:00

19:00

20:00

21:00

22:00

23:00

September 2020

	M	D	M	D	F	S	S
36		1	2	3	4	5	6
37	7	8	9	10	11	12	13
38	14	15	16	17	18	19	20
39	21	22	23	24	25	26	27
40	28	29	30				

MONTAG
28. SEPTEMBER

06:00

07:00

08:00

09:00

10:00

11:00

12:00

13:00

14:00

15:00

16:00

17:00

18:00

19:00

20:00

21:00

22:00

23:00

September 2020

	M	D	M	D	F	S	S
36		1	2	3	4	5	6
37	7	8	9	10	11	12	13
38	14	15	16	17	18	19	20
39	21	22	23	24	25	26	27
40	28	29	30				

DIENSTAG
29. SEPTEMBER

06:00

07:00

08:00

09:00

10:00

11:00

12:00

13:00

14:00

15:00

16:00

17:00

18:00

19:00

20:00

21:00

22:00

23:00

September 2020						
	M	D	M	D	F	S	S
36		1	2	3	4	5	6
37	7	8	9	10	11	12	13
38	14	15	16	17	18	19	20
39	21	22	23	24	25	26	27
40	28	29	30				

MITTWOCH
30. SEPTEMBER

06:00

07:00

08:00

09:00

10:00

11:00

12:00

13:00

14:00

15:00

16:00

17:00

18:00

19:00

20:00

21:00

22:00

23:00

September 2020						
	M	D	M	D	F	S	S
36		1	2	3	4	5	6
37	7	8	9	10	11	12	13
38	14	15	16	17	18	19	20
39	21	22	23	24	25	26	27
40	28	29	30				

DONNERSTAG
1. OKTOBER

06:00

07:00

08:00

09:00

10:00

11:00

12:00

13:00

14:00

15:00

16:00

17:00

18:00

19:00

20:00

21:00

22:00

23:00

Oktober 2020

	M	D	M	D	F	S	S
40				1	2	3	4
41	5	6	7	8	9	10	11
42	12	13	14	15	16	17	18
43	19	20	21	22	23	24	25
44	26	27	28	29	30	31	

FREITAG
2. OKTOBER

06:00

07:00

08:00

09:00

10:00

11:00

12:00

13:00

14:00

15:00

16:00

17:00

18:00

19:00

20:00

21:00

22:00

23:00

Oktober 2020						
	M	D	M	D	F	S	S
40				1	2	3	4
41	5	6	7	8	9	10	11
42	12	13	14	15	16	17	18
43	19	20	21	22	23	24	25
44	26	27	28	29	30	31	

SAMSTAG
3. OKTOBER

Tag der Deutschen
Einheit

06:00

07:00

08:00

09:00

10:00

11:00

12:00

13:00

14:00

15:00

16:00

17:00

18:00

19:00

20:00

21:00

22:00

23:00

Oktober 2020

	M	D	M	D	F	S	S
40				1	2	3	4
41	5	6	7	8	9	10	11
42	12	13	14	15	16	17	18
43	19	20	21	22	23	24	25
44	26	27	28	29	30	31	

SONNTAG
4. OKTOBER

Erntedankfest

06:00

07:00

08:00

09:00

10:00

11:00

12:00

13:00

14:00

15:00

16:00

17:00

18:00

19:00

20:00

21:00

22:00

23:00

Oktober 2020

	M	D	M	D	F	S	S
40				1	2	3	4
41	5	6	7	8	9	10	11
42	12	13	14	15	16	17	18
43	19	20	21	22	23	24	25
44	26	27	28	29	30	31	

MONTAG
5. OKTOBER

06:00

07:00

08:00

09:00

10:00

11:00

12:00

13:00

14:00

15:00

16:00

17:00

18:00

19:00

20:00

21:00

22:00

23:00

Oktober 2020

	M	D	M	D	F	S	S
40				1	2	3	4
41	5	6	7	8	9	10	11
42	12	13	14	15	16	17	18
43	19	20	21	22	23	24	25
44	26	27	28	29	30	31	

DIENSTAG
6. OKTOBER

06:00

07:00

08:00

09:00

10:00

11:00

12:00

13:00

14:00

15:00

16:00

17:00

18:00

19:00

20:00

21:00

22:00

23:00

Oktober 2020

	M	D	M	D	F	S	S
40				1	2	3	4
41	5	6	7	8	9	10	11
42	12	13	14	15	16	17	18
43	19	20	21	22	23	24	25
44	26	27	28	29	30	31	

MITTWOCH
7. OKTOBER

06:00

07:00

08:00

09:00

10:00

11:00

12:00

13:00

14:00

15:00

16:00

17:00

18:00

19:00

20:00

21:00

22:00

23:00

Oktober 2020						
	M	D	M	D	F	S	S
40				1	2	3	4
41	5	6	7	8	9	10	11
42	12	13	14	15	16	17	18
43	19	20	21	22	23	24	25
44	26	27	28	29	30	31	

DONNERSTAG
8. OKTOBER

06:00

07:00

08:00

09:00

10:00

11:00

12:00

13:00

14:00

15:00

16:00

17:00

18:00

19:00

20:00

21:00

22:00

23:00

Oktober 2020						
M	D	M	D	F	S	S
40			1	2	3	4
41 5	6	7	8	9	10	11
42 12	13	14	15	16	17	18
43 19	20	21	22	23	24	25
44 26	27	28	29	30	31	

FREITAG
9. OKTOBER

06:00

07:00

08:00

09:00

10:00

11:00

12:00

13:00

14:00

15:00

16:00

17:00

18:00

19:00

20:00

21:00

22:00

23:00

Oktober 2020

	M	D	M	D	F	S	S
40				1	2	3	4
41	5	6	7	8	9	10	11
42	12	13	14	15	16	17	18
43	19	20	21	22	23	24	25
44	26	27	28	29	30	31	

SAMSTAG
10. OKTOBER

06:00

07:00

08:00

09:00

10:00

11:00

12:00

13:00

14:00

15:00

16:00

17:00

18:00

19:00

20:00

21:00

22:00

23:00

Oktober 2020

	M	D	M	D	F	S	S
40				1	2	3	4
41	5	6	7	8	9	10	11
42	12	13	14	15	16	17	18
43	19	20	21	22	23	24	25
44	26	27	28	29	30	31	

SONNTAG
11. OKTOBER

06:00

07:00

08:00

09:00

10:00

11:00

12:00

13:00

14:00

15:00

16:00

17:00

18:00

19:00

20:00

21:00

22:00

23:00

Oktober 2020

	M	D	M	D	F	S	S
40				1	2	3	4
41	5	6	7	8	9	10	11
42	12	13	14	15	16	17	18
43	19	20	21	22	23	24	25
44	26	27	28	29	30	31	

MONTAG
12. OKTOBER

06:00

07:00

08:00

09:00

10:00

11:00

12:00

13:00

14:00

15:00

16:00

17:00

18:00

19:00

20:00

21:00

22:00

23:00

Oktober 2020

	M	D	M	D	F	S	S
40				1	2	3	4
41	5	6	7	8	9	10	11
42	12	13	14	15	16	17	18
43	19	20	21	22	23	24	25
44	26	27	28	29	30	31	

DIENSTAG
13. OKTOBER

06:00

07:00

08:00

09:00

10:00

11:00

12:00

13:00

14:00

15:00

16:00

17:00

18:00

19:00

20:00

21:00

22:00

23:00

Oktober 2020

	M	D	M	D	F	S	S
40				1	2	3	4
41	5	6	7	8	9	10	11
42	12	13	14	15	16	17	18
43	19	20	21	22	23	24	25
44	26	27	28	29	30	31	

MITTWOCH
14. OKTOBER

06:00

07:00

08:00

09:00

10:00

11:00

12:00

13:00

14:00

15:00

16:00

17:00

18:00

19:00

20:00

21:00

22:00

23:00

Oktober 2020

	M	D	M	D	F	S	S
40				1	2	3	4
41	5	6	7	8	9	10	11
42	12	13	14	15	16	17	18
43	19	20	21	22	23	24	25
44	26	27	28	29	30	31	

DONNERSTAG
15. OKTOBER

06:00

07:00

08:00

09:00

10:00

11:00

12:00

13:00

14:00

15:00

16:00

17:00

18:00

19:00

20:00

21:00

22:00

23:00

Oktober 2020

	M	D	M	D	F	S	S
40				1	2	3	4
41	5	6	7	8	9	10	11
42	12	13	14	15	16	17	18
43	19	20	21	22	23	24	25
44	26	27	28	29	30	31	

FREITAG
16. OKTOBER

06:00

07:00

08:00

09:00

10:00

11:00

12:00

13:00

14:00

15:00

16:00

17:00

18:00

19:00

20:00

21:00

22:00

23:00

Oktober 2020

	M	D	M	D	F	S	S
40				1	2	3	4
41	5	6	7	8	9	10	11
42	12	13	14	15	16	17	18
43	19	20	21	22	23	24	25
44	26	27	28	29	30	31	

06:00

07:00

08:00

09:00

10:00

11:00

12:00

13:00

14:00

15:00

16:00

17:00

18:00

19:00

20:00

21:00

22:00

23:00

Oktober 2020

	M	D	M	D	F	S	S
40				1	2	3	4
41	5	6	7	8	9	10	11
42	12	13	14	15	16	17	18
43	19	20	21	22	23	24	25
44	26	27	28	29	30	31	

SONNTAG
18. OKTOBER

06:00

07:00

08:00

09:00

10:00

11:00

12:00

13:00

14:00

15:00

16:00

17:00

18:00

19:00

20:00

21:00

22:00

23:00

Oktober 2020

	M	D	M	D	F	S	S
40				1	2	3	4
41	5	6	7	8	9	10	11
42	12	13	14	15	16	17	18
43	19	20	21	22	23	24	25
44	26	27	28	29	30	31	

MONTAG
19. OKTOBER

06:00

07:00

08:00

09:00

10:00

11:00

12:00

13:00

14:00

15:00

16:00

17:00

18:00

19:00

20:00

21:00

22:00

23:00

Oktober 2020

	M	D	M	D	F	S	S
40				1	2	3	4
41	5	6	7	8	9	10	11
42	12	13	14	15	16	17	18
43	19	20	21	22	23	24	25
44	26	27	28	29	30	31	

DIENSTAG
20. OKTOBER

06:00

07:00

08:00

09:00

10:00

11:00

12:00

13:00

14:00

15:00

16:00

17:00

18:00

19:00

20:00

21:00

22:00

23:00

	Oktober 2020					
	M	D	M	D	F	S	S
40				1	2	3	4
41	5	6	7	8	9	10	11
42	12	13	14	15	16	17	18
43	19	20	21	22	23	24	25
44	26	27	28	29	30	31	

MITTWOCH
21. OKTOBER

06:00

07:00

08:00

09:00

10:00

11:00

12:00

13:00

14:00

15:00

16:00

17:00

18:00

19:00

20:00

21:00

22:00

23:00

Oktober 2020

	M	D	M	D	F	S	S
40				1	2	3	4
41	5	6	7	8	9	10	11
42	12	13	14	15	16	17	18
43	19	20	21	22	23	24	25
44	26	27	28	29	30	31	

DONNERSTAG
22. OKTOBER

06:00

07:00

08:00

09:00

10:00

11:00

12:00

13:00

14:00

15:00

16:00

17:00

18:00

19:00

20:00

21:00

22:00

23:00

Oktober 2020

	M	D	M	D	F	S	S
40				1	2	3	4
41	5	6	7	8	9	10	11
42	12	13	14	15	16	17	18
43	19	20	21	22	23	24	25
44	26	27	28	29	30	31	

FREITAG
23. OKTOBER

06:00

07:00

08:00

09:00

10:00

11:00

12:00

13:00

14:00

15:00

16:00

17:00

18:00

19:00

20:00

21:00

22:00

23:00

Oktober 2020

	M	D	M	D	F	S	S
40				1	2	3	4
41	5	6	7	8	9	10	11
42	12	13	14	15	16	17	18
43	19	20	21	22	23	24	25
44	26	27	28	29	30	31	

SAMSTAG
24. OKTOBER

Tag der Bibliotheken

06:00

07:00

08:00

09:00

10:00

11:00

12:00

13:00

14:00

15:00

16:00

17:00

18:00

19:00

20:00

21:00

22:00

23:00

Oktober 2020

	M	D	M	D	F	S	S
40				1	2	3	4
41	5	6	7	8	9	10	11
42	12	13	14	15	16	17	18
43	19	20	21	22	23	24	25
44	26	27	28	29	30	31	

SONNTAG
25. OKTOBER

06:00

07:00

08:00

09:00

10:00

11:00

12:00

13:00

14:00

15:00

16:00

17:00

18:00

19:00

20:00

21:00

22:00

23:00

Oktober 2020

	M	D	M	D	F	S	S
40				1	2	3	4
41	5	6	7	8	9	10	11
42	12	13	14	15	16	17	18
43	19	20	21	22	23	24	25
44	26	27	28	29	30	31	

MONTAG
26. OKTOBER

06:00

07:00

08:00

09:00

10:00

11:00

12:00

13:00

14:00

15:00

16:00

17:00

18:00

19:00

20:00

21:00

22:00

23:00

Oktober 2020

	M	D	M	D	F	S	S
40				1	2	3	4
41	5	6	7	8	9	10	11
42	12	13	14	15	16	17	18
43	19	20	21	22	23	24	25
44	26	27	28	29	30	31	

DIENSTAG
27. OKTOBER

06:00

07:00

08:00

09:00

10:00

11:00

12:00

13:00

14:00

15:00

16:00

17:00

18:00

19:00

20:00

21:00

22:00

23:00

Oktober 2020

	M	D	M	D	F	S	S
40				1	2	3	4
41	5	6	7	8	9	10	11
42	12	13	14	15	16	17	18
43	19	20	21	22	23	24	25
44	26	27	28	29	30	31	

MITTWOCH
28. OKTOBER

06:00

07:00

08:00

09:00

10:00

11:00

12:00

13:00

14:00

15:00

16:00

17:00

18:00

19:00

20:00

21:00

22:00

23:00

Oktober 2020

	M	D	M	D	F	S	S
40				1	2	3	4
41	5	6	7	8	9	10	11
42	12	13	14	15	16	17	18
43	19	20	21	22	23	24	25
44	26	27	28	29	30	31	

DONNERSTAG
29. OKTOBER

06:00

07:00

08:00

09:00

10:00

11:00

12:00

13:00

14:00

15:00

16:00

17:00

18:00

19:00

20:00

21:00

22:00

23:00

Oktober 2020

	M	D	M	D	F	S	S
40				1	2	3	4
41	5	6	7	8	9	10	11
42	12	13	14	15	16	17	18
43	19	20	21	22	23	24	25
44	26	27	28	29	30	31	

FREITAG
30. OKTOBER

Weltspartag

06:00

07:00

08:00

09:00

10:00

11:00

12:00

13:00

14:00

15:00

16:00

17:00

18:00

19:00

20:00

21:00

22:00

23:00

Oktober 2020

	M	D	M	D	F	S	S
40				1	2	3	4
41	5	6	7	8	9	10	11
42	12	13	14	15	16	17	18
43	19	20	21	22	23	24	25
44	26	27	28	29	30	31	

SAMSTAG
31. OKTOBER

Reformationstag (viele
Regionen)
Halloween

06:00

07:00

08:00

09:00

10:00

11:00

12:00

13:00

14:00

15:00

16:00

17:00

18:00

19:00

20:00

21:00

22:00

23:00

Oktober 2020

	M	D	M	D	F	S	S
40				1	2	3	4
41	5	6	7	8	9	10	11
42	12	13	14	15	16	17	18
43	19	20	21	22	23	24	25
44	26	27	28	29	30	31	

SONNTAG
1. NOVEMBER

Allerheiligen (viele
Regionen)

06:00

07:00

08:00

09:00

10:00

11:00

12:00

13:00

14:00

15:00

16:00

17:00

18:00

19:00

20:00

21:00

22:00

23:00

November 2020

	M	D	M	D	F	S	S
44							1
45	2	3	4	5	6	7	8
46	9	10	11	12	13	14	15
47	16	17	18	19	20	21	22
48	23	24	25	26	27	28	29
49	30						

MONTAG
2. NOVEMBER

06:00

07:00

08:00

09:00

10:00

11:00

12:00

13:00

14:00

15:00

16:00

17:00

18:00

19:00

20:00

21:00

22:00

23:00

November 2020

	M	D	M	D	F	S	S
44							1
45	2	3	4	5	6	7	8
46	9	10	11	12	13	14	15
47	16	17	18	19	20	21	22
48	23	24	25	26	27	28	29
49	30						

DIENSTAG
3. NOVEMBER

06:00

07:00

08:00

09:00

10:00

11:00

12:00

13:00

14:00

15:00

16:00

17:00

18:00

19:00

20:00

21:00

22:00

23:00

November 2020

	M	D	M	D	F	S	S
44							1
45	2	3	4	5	6	7	8
46	9	10	11	12	13	14	15
47	16	17	18	19	20	21	22
48	23	24	25	26	27	28	29
49	30						

06:00

07:00

08:00

09:00

10:00

11:00

12:00

13:00

14:00

15:00

16:00

17:00

18:00

19:00

20:00

21:00

22:00

23:00

November 2020

	M	D	M	D	F	S	S
44							1
45	2	3	4	5	6	7	8
46	9	10	11	12	13	14	15
47	16	17	18	19	20	21	22
48	23	24	25	26	27	28	29
49	30						

DONNERSTAG
5. NOVEMBER

06:00

07:00

08:00

09:00

10:00

11:00

12:00

13:00

14:00

15:00

16:00

17:00

18:00

19:00

20:00

21:00

22:00

23:00

November 2020

	M	D	M	D	F	S	S
44							1
45	2	3	4	5	6	7	8
46	9	10	11	12	13	14	15
47	16	17	18	19	20	21	22
48	23	24	25	26	27	28	29
49	30						

FREITAG
6. NOVEMBER

06:00

07:00

08:00

09:00

10:00

11:00

12:00

13:00

14:00

15:00

16:00

17:00

18:00

19:00

20:00

21:00

22:00

23:00

November 2020

	M	D	M	D	F	S	S
44							1
45	2	3	4	5	6	7	8
46	9	10	11	12	13	14	15
47	16	17	18	19	20	21	22
48	23	24	25	26	27	28	29
49	30						

SAMSTAG
7. NOVEMBER

06:00

07:00

08:00

09:00

10:00

11:00

12:00

13:00

14:00

15:00

16:00

17:00

18:00

19:00

20:00

21:00

22:00

23:00

November 2020

	M	D	M	D	F	S	S
44							1
45	2	3	4	5	6	7	8
46	9	10	11	12	13	14	15
47	16	17	18	19	20	21	22
48	23	24	25	26	27	28	29
49	30						

SONNTAG
8. NOVEMBER

06:00

07:00

08:00

09:00

10:00

11:00

12:00

13:00

14:00

15:00

16:00

17:00

18:00

19:00

20:00

21:00

22:00

23:00

November 2020						
M	D	M	D	F	S	S
44						1
45 2	3	4	5	6	7	8
46 9	10	11	12	13	14	15
47 16	17	18	19	20	21	22
48 23	24	25	26	27	28	29
49 30						

MONTAG
9. NOVEMBER

06:00

Fall der Mauer

Gedenken an die

Reichspogromnacht

07:00

08:00

09:00

10:00

11:00

12:00

13:00

14:00

15:00

16:00

17:00

18:00

19:00

20:00

21:00

22:00

23:00

November 2020

	M	D	M	D	F	S	S
44							1
45	2	3	4	5	6	7	8
46	9	10	11	12	13	14	15
47	16	17	18	19	20	21	22
48	23	24	25	26	27	28	29
49	30						

06:00

07:00

08:00

09:00

10:00

11:00

12:00

13:00

14:00

15:00

16:00

17:00

18:00

19:00

20:00

21:00

22:00

23:00

	November 2020						
	M	D	M	D	F	S	S
44							1
45	2	3	4	5	6	7	8
46	9	10	11	12	13	14	15
47	16	17	18	19	20	21	22
48	23	24	25	26	27	28	29
49	30						

MITTWOCH
11. NOVEMBER

St. Martin

06:00

07:00

08:00

09:00

10:00

11:00

12:00

13:00

14:00

15:00

16:00

17:00

18:00

19:00

20:00

21:00

22:00

23:00

November 2020

	M	D	M	D	F	S	S
44							1
45	2	3	4	5	6	7	8
46	9	10	11	12	13	14	15
47	16	17	18	19	20	21	22
48	23	24	25	26	27	28	29
49	30						

DONNERSTAG
12. NOVEMBER

06:00

07:00

08:00

09:00

10:00

11:00

12:00

13:00

14:00

15:00

16:00

17:00

18:00

19:00

20:00

21:00

22:00

23:00

November 2020						
M	D	M	D	F	S	S
44						1
45 2	3	4	5	6	7	8
46 9	10	11	12	13	14	15
47 16	17	18	19	20	21	22
48 23	24	25	26	27	28	29
49 30						

FREITAG
13. NOVEMBER

06:00

07:00

08:00

09:00

10:00

11:00

12:00

13:00

14:00

15:00

16:00

17:00

18:00

19:00

20:00

21:00

22:00

23:00

November 2020

	M	D	M	D	F	S	S
44							1
45	2	3	4	5	6	7	8
46	9	10	11	12	13	14	15
47	16	17	18	19	20	21	22
48	23	24	25	26	27	28	29
49	30						

SAMSTAG
14. NOVEMBER

06:00

07:00

08:00

09:00

10:00

11:00

12:00

13:00

14:00

15:00

16:00

17:00

18:00

19:00

20:00

21:00

22:00

23:00

November 2020

	M	D	M	D	F	S	S
44							1
45	2	3	4	5	6	7	8
46	9	10	11	12	13	14	15
47	16	17	18	19	20	21	22
48	23	24	25	26	27	28	29
49	30						

SONNTAG
15. NOVEMBER

Volkstrauertag

06:00

07:00

08:00

09:00

10:00

11:00

12:00

13:00

14:00

15:00

16:00

17:00

18:00

19:00

20:00

21:00

22:00

23:00

November 2020						
M	D	M	D	F	S	S
44						1
45	2	3	4	5	6	7	8
46	9	10	11	12	13	14	15
47	16	17	18	19	20	21	22
48	23	24	25	26	27	28	29
49	30						

MONTAG
16. NOVEMBER

06:00

07:00

08:00

09:00

10:00

11:00

12:00

13:00

14:00

15:00

16:00

17:00

18:00

19:00

20:00

21:00

22:00

23:00

November 2020

	M	D	M	D	F	S	S
44							1
45	2	3	4	5	6	7	8
46	9	10	11	12	13	14	15
47	16	17	18	19	20	21	22
48	23	24	25	26	27	28	29
49	30						

DIENSTAG
17. NOVEMBER

06:00

07:00

08:00

09:00

10:00

11:00

12:00

13:00

14:00

15:00

16:00

17:00

18:00

19:00

20:00

21:00

22:00

23:00

November 2020

	M	D	M	D	F	S	S
44							1
45	2	3	4	5	6	7	8
46	9	10	11	12	13	14	15
47	16	17	18	19	20	21	22
48	23	24	25	26	27	28	29
49	30						

MITTWOCH
18. NOVEMBER

06:00

07:00

08:00

09:00

10:00

11:00

12:00

13:00

14:00

15:00

16:00

17:00

18:00

19:00

20:00

21:00

22:00

23:00

Buß- und Bettag

(Sachsen)

November 2020

	M	D	M	D	F	S	S
44							1
45	2	3	4	5	6	7	8
46	9	10	11	12	13	14	15
47	16	17	18	19	20	21	22
48	23	24	25	26	27	28	29
49	30						

DONNERSTAG
19. NOVEMBER

06:00

07:00

08:00

09:00

10:00

11:00

12:00

13:00

14:00

15:00

16:00

17:00

18:00

19:00

20:00

21:00

22:00

23:00

November 2020

	M	D	M	D	F	S	S
44							1
45	2	3	4	5	6	7	8
46	9	10	11	12	13	14	15
47	16	17	18	19	20	21	22
48	23	24	25	26	27	28	29
49	30						

FREITAG
20. NOVEMBER

06:00

07:00

08:00

09:00

10:00

11:00

12:00

13:00

14:00

15:00

16:00

17:00

18:00

19:00

20:00

21:00

22:00

23:00

November 2020

	M	D	M	D	F	S	S
44							1
45	2	3	4	5	6	7	8
46	9	10	11	12	13	14	15
47	16	17	18	19	20	21	22
48	23	24	25	26	27	28	29
49	30						

SAMSTAG
21. NOVEMBER

06:00

07:00

08:00

09:00

10:00

11:00

12:00

13:00

14:00

15:00

16:00

17:00

18:00

19:00

20:00

21:00

22:00

23:00

November 2020

	M	D	M	D	F	S	S
44							1
45	2	3	4	5	6	7	8
46	9	10	11	12	13	14	15
47	16	17	18	19	20	21	22
48	23	24	25	26	27	28	29
49	30						

SONNTAG
22. NOVEMBER

Totensonntag

06:00

07:00

08:00

09:00

10:00

11:00

12:00

13:00

14:00

15:00

16:00

17:00

18:00

19:00

20:00

21:00

22:00

23:00

November 2020						
M	D	M	D	F	S	S
44						1
45 2	3	4	5	6	7	8
46 9	10	11	12	13	14	15
47 16	17	18	19	20	21	22
48 23	24	25	26	27	28	29
49 30						

MONTAG
23. NOVEMBER

06:00

07:00

08:00

09:00

10:00

11:00

12:00

13:00

14:00

15:00

16:00

17:00

18:00

19:00

20:00

21:00

22:00

23:00

November 2020

	M	D	M	D	F	S	S
44							1
45	2	3	4	5	6	7	8
46	9	10	11	12	13	14	15
47	16	17	18	19	20	21	22
48	23	24	25	26	27	28	29
49	30						

DIENSTAG
24. NOVEMBER

06:00

07:00

08:00

09:00

10:00

11:00

12:00

13:00

14:00

15:00

16:00

17:00

18:00

19:00

20:00

21:00

22:00

23:00

November 2020						
M	D	M	D	F	S	S
44						1
45 2	3	4	5	6	7	8
46 9	10	11	12	13	14	15
47 16	17	18	19	20	21	22
48 23	24	25	26	27	28	29
49 30						

MITTWOCH
25. NOVEMBER

06:00

07:00

08:00

09:00

10:00

11:00

12:00

13:00

14:00

15:00

16:00

17:00

18:00

19:00

20:00

21:00

22:00

23:00

November 2020

	M	D	M	D	F	S	S
44							1
45	2	3	4	5	6	7	8
46	9	10	11	12	13	14	15
47	16	17	18	19	20	21	22
48	23	24	25	26	27	28	29
49	30						

DONNERSTAG
26. NOVEMBER

06:00

07:00

08:00

09:00

10:00

11:00

12:00

13:00

14:00

15:00

16:00

17:00

18:00

19:00

20:00

21:00

22:00

23:00

November 2020

	M	D	M	D	F	S	S
44							1
45	2	3	4	5	6	7	8
46	9	10	11	12	13	14	15
47	16	17	18	19	20	21	22
48	23	24	25	26	27	28	29
49	30						

FREITAG
27. NOVEMBER

06:00

07:00

08:00

09:00

10:00

11:00

12:00

13:00

14:00

15:00

16:00

17:00

18:00

19:00

20:00

21:00

22:00

23:00

November 2020

	M	D	M	D	F	S	S
44							1
45	2	3	4	5	6	7	8
46	9	10	11	12	13	14	15
47	16	17	18	19	20	21	22
48	23	24	25	26	27	28	29
49	30						

SAMSTAG
28. NOVEMBER

06:00

07:00

08:00

09:00

10:00

11:00

12:00

13:00

14:00

15:00

16:00

17:00

18:00

19:00

20:00

21:00

22:00

23:00

| November 2020 | | | | | | |
M	D	M	D	F	S	S
44						1
45 2	3	4	5	6	7	8
46 9	10	11	12	13	14	15
47 16	17	18	19	20	21	22
48 23	24	25	26	27	28	29
49 30						

SONNTAG
29. NOVEMBER

Erster Advent

06:00

07:00

08:00

09:00

10:00

11:00

12:00

13:00

14:00

15:00

16:00

17:00

18:00

19:00

20:00

21:00

22:00

23:00

November 2020						
M	D	M	D	F	S	S
44						1
45 2	3	4	5	6	7	8
46 9	10	11	12	13	14	15
47 16	17	18	19	20	21	22
48 23	24	25	26	27	28	29
49 30						

MONTAG
30. NOVEMBER

06:00

07:00

08:00

09:00

10:00

11:00

12:00

13:00

14:00

15:00

16:00

17:00

18:00

19:00

20:00

21:00

22:00

23:00

November 2020

	M	D	M	D	F	S	S
44							1
45	2	3	4	5	6	7	8
46	9	10	11	12	13	14	15
47	16	17	18	19	20	21	22
48	23	24	25	26	27	28	29
49	30						

DIENSTAG
1. DEZEMBER

06:00

07:00

08:00

09:00

10:00

11:00

12:00

13:00

14:00

15:00

16:00

17:00

18:00

19:00

20:00

21:00

22:00

23:00

Dezember 2020

	M	D	M	D	F	S	S
49		1	2	3	4	5	6
50	7	8	9	10	11	12	13
51	14	15	16	17	18	19	20
52	21	22	23	24	25	26	27
53	28	29	30	31			

MITTWOCH
2. DEZEMBER

06:00

07:00

08:00

09:00

10:00

11:00

12:00

13:00

14:00

15:00

16:00

17:00

18:00

19:00

20:00

21:00

22:00

23:00

Dezember 2020

	M	D	M	D	F	S	S
49		1	2	3	4	5	6
50	7	8	9	10	11	12	13
51	14	15	16	17	18	19	20
52	21	22	23	24	25	26	27
53	28	29	30	31			

DONNERSTAG
3. DEZEMBER

06:00

07:00

08:00

09:00

10:00

11:00

12:00

13:00

14:00

15:00

16:00

17:00

18:00

19:00

20:00

21:00

22:00

23:00

Dezember 2020

	M	D	M	D	F	S	S
49		1	2	3	4	5	6
50	7	8	9	10	11	12	13
51	14	15	16	17	18	19	20
52	21	22	23	24	25	26	27
53	28	29	30	31			

FREITAG
4. DEZEMBER

06:00

07:00

08:00

09:00

10:00

11:00

12:00

13:00

14:00

15:00

16:00

17:00

18:00

19:00

20:00

21:00

22:00

23:00

Dezember 2020

	M	D	M	D	F	S	S
49		1	2	3	4	5	6
50	7	8	9	10	11	12	13
51	14	15	16	17	18	19	20
52	21	22	23	24	25	26	27
53	28	29	30	31			

SAMSTAG
5. DEZEMBER

06:00

07:00

08:00

09:00

10:00

11:00

12:00

13:00

14:00

15:00

16:00

17:00

18:00

19:00

20:00

21:00

22:00

23:00

Dezember 2020

	M	D	M	D	F	S	S
49		1	2	3	4	5	6
50	7	8	9	10	11	12	13
51	14	15	16	17	18	19	20
52	21	22	23	24	25	26	27
53	28	29	30	31			

SONNTAG
6. DEZEMBER

Nikolaustag

Zweiter Advent

06:00

07:00

08:00

09:00

10:00

11:00

12:00

13:00

14:00

15:00

16:00

17:00

18:00

19:00

20:00

21:00

22:00

23:00

Dezember 2020						
	M	D	M	D	F	S	S
49		1	2	3	4	5	6
50	7	8	9	10	11	12	13
51	14	15	16	17	18	19	20
52	21	22	23	24	25	26	27
53	28	29	30	31			

MONTAG
7. DEZEMBER

06:00

07:00

08:00

09:00

10:00

11:00

12:00

13:00

14:00

15:00

16:00

17:00

18:00

19:00

20:00

21:00

22:00

23:00

Dezember 2020

	M	D	M	D	F	S	S
49		1	2	3	4	5	6
50	7	8	9	10	11	12	13
51	14	15	16	17	18	19	20
52	21	22	23	24	25	26	27
53	28	29	30	31			

DIENSTAG
8. DEZEMBER

06:00

07:00

08:00

09:00

10:00

11:00

12:00

13:00

14:00

15:00

16:00

17:00

18:00

19:00

20:00

21:00

22:00

23:00

Dezember 2020						
	M	D	M	D	F	S	S
49		1	2	3	4	5	6
50	7	8	9	10	11	12	13
51	14	15	16	17	18	19	20
52	21	22	23	24	25	26	27
53	28	29	30	31			

MITTWOCH
9. DEZEMBER

06:00

07:00

08:00

09:00

10:00

11:00

12:00

13:00

14:00

15:00

16:00

17:00

18:00

19:00

20:00

21:00

22:00

23:00

Dezember 2020

	M	D	M	D	F	S	S
49		1	2	3	4	5	6
50	7	8	9	10	11	12	13
51	14	15	16	17	18	19	20
52	21	22	23	24	25	26	27
53	28	29	30	31			

DONNERSTAG
10. DEZEMBER

06:00

07:00

08:00

09:00

10:00

11:00

12:00

13:00

14:00

15:00

16:00

17:00

18:00

19:00

20:00

21:00

22:00

23:00

Dezember 2020

	M	D	M	D	F	S	S
49		1	2	3	4	5	6
50	7	8	9	10	11	12	13
51	14	15	16	17	18	19	20
52	21	22	23	24	25	26	27
53	28	29	30	31			

FREITAG
11. DEZEMBER

06:00

07:00

08:00

09:00

10:00

11:00

12:00

13:00

14:00

15:00

16:00

17:00

18:00

19:00

20:00

21:00

22:00

23:00

Dezember 2020

	M	D	M	D	F	S	S
49		1	2	3	4	5	6
50	7	8	9	10	11	12	13
51	14	15	16	17	18	19	20
52	21	22	23	24	25	26	27
53	28	29	30	31			

SAMSTAG
12. DEZEMBER

06:00

07:00

08:00

09:00

10:00

11:00

12:00

13:00

14:00

15:00

16:00

17:00

18:00

19:00

20:00

21:00

22:00

23:00

Dezember 2020

	M	D	M	D	F	S	S
49		1	2	3	4	5	6
50	7	8	9	10	11	12	13
51	14	15	16	17	18	19	20
52	21	22	23	24	25	26	27
53	28	29	30	31			

SONNTAG
13. DEZEMBER

Dritter Advent

06:00

07:00

08:00

09:00

10:00

11:00

12:00

13:00

14:00

15:00

16:00

17:00

18:00

19:00

20:00

21:00

22:00

23:00

Dezember 2020						
	M	D	M	D	F	S	S
49		1	2	3	4	5	6
50	7	8	9	10	11	12	13
51	14	15	16	17	18	19	20
52	21	22	23	24	25	26	27
53	28	29	30	31			

MONTAG
14. DEZEMBER

06:00

07:00

08:00

09:00

10:00

11:00

12:00

13:00

14:00

15:00

16:00

17:00

18:00

19:00

20:00

21:00

22:00

23:00

Dezember 2020

	M	D	M	D	F	S	S
49		1	2	3	4	5	6
50	7	8	9	10	11	12	13
51	14	15	16	17	18	19	20
52	21	22	23	24	25	26	27
53	28	29	30	31			

DIENSTAG
15. DEZEMBER

06:00

07:00

08:00

09:00

10:00

11:00

12:00

13:00

14:00

15:00

16:00

17:00

18:00

19:00

20:00

21:00

22:00

23:00

Dezember 2020

	M	D	M	D	F	S	S
49		1	2	3	4	5	6
50	7	8	9	10	11	12	13
51	14	15	16	17	18	19	20
52	21	22	23	24	25	26	27
53	28	29	30	31			

MITTWOCH
16. DEZEMBER

06:00

07:00

08:00

09:00

10:00

11:00

12:00

13:00

14:00

15:00

16:00

17:00

18:00

19:00

20:00

21:00

22:00

23:00

Dezember 2020

	M	D	M	D	F	S	S
49		1	2	3	4	5	6
50	7	8	9	10	11	12	13
51	14	15	16	17	18	19	20
52	21	22	23	24	25	26	27
53	28	29	30	31			

DONNERSTAG
17. DEZEMBER

06:00

07:00

08:00

09:00

10:00

11:00

12:00

13:00

14:00

15:00

16:00

17:00

18:00

19:00

20:00

21:00

22:00

23:00

Dezember 2020

	M	D	M	D	F	S	S
49		1	2	3	4	5	6
50	7	8	9	10	11	12	13
51	14	15	16	17	18	19	20
52	21	22	23	24	25	26	27
53	28	29	30	31			

FREITAG
18. DEZEMBER

06:00

07:00

08:00

09:00

10:00

11:00

12:00

13:00

14:00

15:00

16:00

17:00

18:00

19:00

20:00

21:00

22:00

23:00

Dezember 2020

	M	D	M	D	F	S	S
49		1	2	3	4	5	6
50	7	8	9	10	11	12	13
51	14	15	16	17	18	19	20
52	21	22	23	24	25	26	27
53	28	29	30	31			

SAMSTAG
19. DEZEMBER

06:00

07:00

08:00

09:00

10:00

11:00

12:00

13:00

14:00

15:00

16:00

17:00

18:00

19:00

20:00

21:00

22:00

23:00

Gedenktag für Opfer des Völkermords an Roma und Sinti

Dezember 2020

	M	D	M	D	F	S	S
49		1	2	3	4	5	6
50	7	8	9	10	11	12	13
51	14	15	16	17	18	19	20
52	21	22	23	24	25	26	27
53	28	29	30	31			

SONNTAG
20. DEZEMBER

Vierter Advent

06:00

07:00

08:00

09:00

10:00

11:00

12:00

13:00

14:00

15:00

16:00

17:00

18:00

19:00

20:00

21:00

22:00

23:00

Dezember 2020

	M	D	M	D	F	S	S
49		1	2	3	4	5	6
50	7	8	9	10	11	12	13
51	14	15	16	17	18	19	20
52	21	22	23	24	25	26	27
53	28	29	30	31			

MONTAG
21. DEZEMBER

06:00

07:00

08:00

09:00

10:00

11:00

12:00

13:00

14:00

15:00

16:00

17:00

18:00

19:00

20:00

21:00

22:00

23:00

Dezember 2020

	M	D	M	D	F	S	S
49		1	2	3	4	5	6
50	7	8	9	10	11	12	13
51	14	15	16	17	18	19	20
52	21	22	23	24	25	26	27
53	28	29	30	31			

DIENSTAG
22. DEZEMBER

06:00

07:00

08:00

09:00

10:00

11:00

12:00

13:00

14:00

15:00

16:00

17:00

18:00

19:00

20:00

21:00

22:00

23:00

Dezember 2020

	M	D	M	D	F	S	S
49		1	2	3	4	5	6
50	7	8	9	10	11	12	13
51	14	15	16	17	18	19	20
52	21	22	23	24	25	26	27
53	28	29	30	31			

MITTWOCH
23. DEZEMBER

06:00

07:00

08:00

09:00

10:00

11:00

12:00

13:00

14:00

15:00

16:00

17:00

18:00

19:00

20:00

21:00

22:00

23:00

Dezember 2020

	M	D	M	D	F	S	S
49		1	2	3	4	5	6
50	7	8	9	10	11	12	13
51	14	15	16	17	18	19	20
52	21	22	23	24	25	26	27
53	28	29	30	31			

DONNERSTAG
24. DEZEMBER

Heiligabend

06:00

07:00

08:00

09:00

10:00

11:00

12:00

13:00

14:00

15:00

16:00

17:00

18:00

19:00

20:00

21:00

22:00

23:00

Dezember 2020						
	M	D	M	D	F	S	S
49		1	2	3	4	5	6
50	7	8	9	10	11	12	13
51	14	15	16	17	18	19	20
52	21	22	23	24	25	26	27
53	28	29	30	31			

FREITAG
25. DEZEMBER

Weihnachten

06:00

07:00

08:00

09:00

10:00

11:00

12:00

13:00

14:00

15:00

16:00

17:00

18:00

19:00

20:00

21:00

22:00

23:00

Dezember 2020

	M	D	M	D	F	S	S
49		1	2	3	4	5	6
50	7	8	9	10	11	12	13
51	14	15	16	17	18	19	20
52	21	22	23	24	25	26	27
53	28	29	30	31			

SAMSTAG
26. DEZEMBER

06:00

07:00

08:00

09:00

10:00

11:00

12:00

13:00

14:00

15:00

16:00

17:00

18:00

19:00

20:00

21:00

22:00

23:00

Zweiter

Weihnachtsfeiertag

Dezember 2020

	M	D	M	D	F	S	S
49		1	2	3	4	5	6
50	7	8	9	10	11	12	13
51	14	15	16	17	18	19	20
52	21	22	23	24	25	26	27
53	28	29	30	31			

SONNTAG
27. DEZEMBER

06:00

07:00

08:00

09:00

10:00

11:00

12:00

13:00

14:00

15:00

16:00

17:00

18:00

19:00

20:00

21:00

22:00

23:00

Dezember 2020

	M	D	M	D	F	S	S
49		1	2	3	4	5	6
50	7	8	9	10	11	12	13
51	14	15	16	17	18	19	20
52	21	22	23	24	25	26	27
53	28	29	30	31			

MONTAG
28. DEZEMBER

06:00

07:00

08:00

09:00

10:00

11:00

12:00

13:00

14:00

15:00

16:00

17:00

18:00

19:00

20:00

21:00

22:00

23:00

Dezember 2020

	M	D	M	D	F	S	S
49		1	2	3	4	5	6
50	7	8	9	10	11	12	13
51	14	15	16	17	18	19	20
52	21	22	23	24	25	26	27
53	28	29	30	31			

DIENSTAG
29. DEZEMBER

06:00

07:00

08:00

09:00

10:00

11:00

12:00

13:00

14:00

15:00

16:00

17:00

18:00

19:00

20:00

21:00

22:00

23:00

Dezember 2020

	M	D	M	D	F	S	S
49		1	2	3	4	5	6
50	7	8	9	10	11	12	13
51	14	15	16	17	18	19	20
52	21	22	23	24	25	26	27
53	28	29	30	31			

MITTWOCH
30. DEZEMBER

06:00

07:00

08:00

09:00

10:00

11:00

12:00

13:00

14:00

15:00

16:00

17:00

18:00

19:00

20:00

21:00

22:00

23:00

Dezember 2020

	M	D	M	D	F	S	S
49		1	2	3	4	5	6
50	7	8	9	10	11	12	13
51	14	15	16	17	18	19	20
52	21	22	23	24	25	26	27
53	28	29	30	31			

DONNERSTAG
31. DEZEMBER

Silvester

06:00

07:00

08:00

09:00

10:00

11:00

12:00

13:00

14:00

15:00

16:00

17:00

18:00

19:00

20:00

21:00

22:00

23:00

Dezember 2020

	M	D	M	D	F	S	S
49		1	2	3	4	5	6
50	7	8	9	10	11	12	13
51	14	15	16	17	18	19	20
52	21	22	23	24	25	26	27
53	28	29	30	31			

Impressum:

Simon Gsödl | Obere Hofmark 11 | D-94579 Zenting

E-Mail: gsoedlsimon@gmail.com